Krishna Kripal
Aiswarya Dileep

Medicina Integral y Periodoncia

Krishna Kripal
Aiswarya Dileep

Medicina Integral y Periodoncia

Editorial Académica Española

Imprint
Any brand names and product names mentioned in this book are subject to trademark, brand or patent protection and are trademarks or registered trademarks of their respective holders. The use of brand names, product names, common names, trade names, product descriptions etc. even without a particular marking in this work is in no way to be construed to mean that such names may be regarded as unrestricted in respect of trademark and brand protection legislation and could thus be used by anyone.

Cover image: www.ingimage.com

This book is a translation from the original published under ISBN 978-613-8-83475-5.

Publisher:
Editorial Académica Española
is a trademark of
Dodo Books Indian Ocean Ltd., member of the OmniScriptum S.R.L Publishing group
str. A.Russo 15, of. 61, Chisinau-2068, Republic of Moldova Europe
Printed at: see last page
ISBN: 978-620-0-35378-8

MEDICINA INTEGRAL
Y
PERIODONCIA

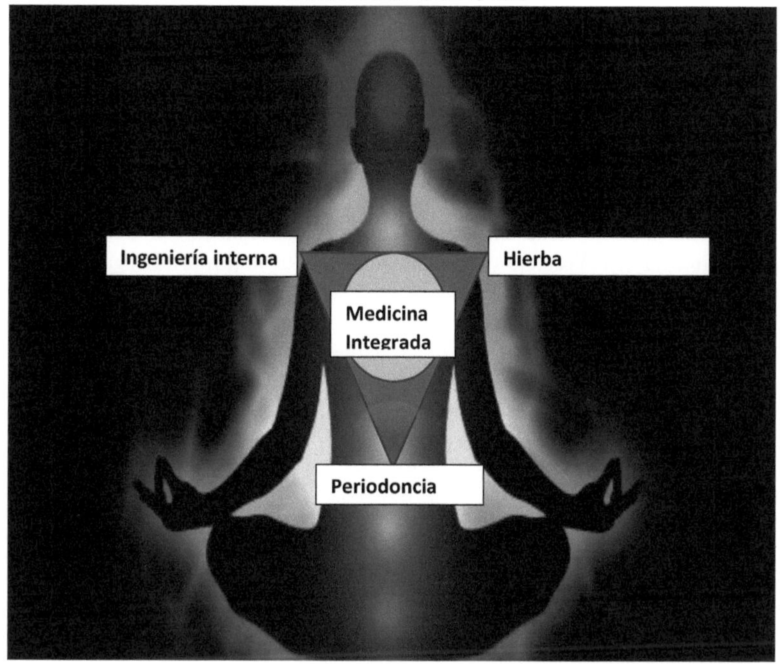

DR. KRISHNA KRIPAL

DR. AISWARYA DILEEP

UNIVERSIDAD Y HOSPITAL DENTAL RAJARAJESWARI

BANGALORE, INDIA.

***El autor correspondiente Aiswarya Dileep:** Departamento de Periodoncia, Facultad de Odontología y Hospital de Rajarajeswari, Bangalore, India; correo electrónico: dileepaiswarya438@gmail.com

PAPEL DE LA MEDICINA INTEGRADA EN LA PERIODONCIA

Profesor Dr. Krishna Kripal. B Sc, BDS, MDS, FAGE Se graduó del College of Dental Surgery, Mangalore, India, en 1995 y completó su Maestría en Periodoncia en el M R Ambedkar Dental College and Hospital, Bengaluru, India, en 2001. Tiene varias publicaciones en revistas nacionales e internacionales indexadas y también ha contribuido a la elaboración de un material herbario regenerativo óseo. Es uno de los contribuyentes al desarrollo de un material regenerativo óseo a base de hierbas que está patentado y publicado en la Gaceta de la India. El Dr. Aiswarya Dileep se graduó de la Facultad de Ciencias Dentales de Davangere, Karnataka, India y tiene una maestría en la especialidad de Periodoncia e Implantología de la Facultad y Hospital Dental de Rajarajeswari, Bangalore, India. Ha presentado ponencias en diversos congresos nacionales e internacionales que han sido reconocidas y premiadas. Participa activamente en numerosos proyectos de investigación. Tiene muchas publicaciones en su haber en varias revistas indexadas nacionales e internacionales. Ella es una de las contribuyentes al desarrollo de un material herbario regenerativo óseo que está patentado y publicado en la Gaceta de la India.

***El autor correspondiente Aiswarya Dileep:** Departamento de Periodoncia, Facultad de Odontología y Hospital de Rajarajeswari, Bangalore, India; correo electrónico: dileepaiswarya438@gmail.com

SMD

Profesor, HOD

Departamento de Periodoncia

Oxford Dental College and Hospital, Bangalore

La Medicina Integrada y la periodoncia está atrayendo a la mayoría de los investigadores hoy en día. Las medicinas alternativas relacionadas con la periodoncia, como la ingeniería interna y las hierbas medicinales, han sido ampliamente utilizadas en estas décadas.

El antiguo sistema indio de atención de la salud se concentraba en las visiones del hombre y su enfermedad y se centraba en el tratamiento de estas enfermedades a través de sistemas de curación tradicionales y naturales, los productos naturales indios, procedentes de plantas medicinales tradicionales, de las que se informa en textos clásicos como Ayurveda y Charaka Samhita, han contribuido al "auge" del descubrimiento de fármacos. El Ayurveda tiene como objetivo asegurar una mente y un cuerpo sanos, no sólo proporcionando la cura de la enfermedad, sino también elaborando el correcto equilibrio y el método para el mantenimiento de la salud. El Ayurveda intenta corregir los arreglos de los equilibrios de los humores corporales y restaurar las condiciones de equilibrio mediante la aplicación de todos los recursos espirituales y materiales disponibles para el hombre".

Las plantas medicinales son recursos naturales renovables potenciales y generalmente se considera que juegan un papel beneficioso en el cuidado de la salud humana. Las medicinas a base de plantas tienen un alcance inmenso en varios campos de la medicina y la odontología. Con el aumento de la conciencia, el uso de hierbas medicinales ha adquirido una importancia significativa en los últimos años. Las hierbas medicinales se pueden utilizar para tratar muchas enfermedades como la diabetes, la afección cardíaca, los problemas de la piel, las alergias y los problemas respiratorios. Las hierbas también pueden ayudar a lidiar con el problema de la obesidad, y también promueven la buena salud. Hay un número de ventajas asociadas con el uso de herbalmedicinas en comparación con los productos farmacéuticos.

Es con inmenso placer que me permito felicitar a mi contemporáneo y buen amigo el Prof. Dr. Krishna Kripal por su contribución a este libro y a mi querido estudiante el Dr. Aiswarya Dileep. Deseo al Dr. Krishna Kripal y al Dr. Aiswarya

***El autor correspondiente Aiswarya Dileep:** Departamento de Periodoncia, Facultad de Odontología y Hospital de Rajarajeswari, Bangalore, India; correo electrónico: dileepaiswarya438@gmail.com

Dileep todos los buenos deseos y espero muchas más contribuciones a la Periodoncia.

DR. ANIRBHAN CHATTERJEE

CONFESIÓN

Agradecemos a nuestros estudiantes por proporcionarnos información valiosa y consultas relacionadas con este libro electrónico. Yo, el Dr. Aiswarya Dileep, agradezco a mis padres, el Sr. M. Dileep Kumar Raja, la Sra. A. Lini, el Sr. Sobhachandran, la Sra. Prabhakumari, mi esposo, el Sr. Adarsh, y mi hermano, el Sr. Ananthu Dileep, y mi abuela por el apoyo constante que me han brindado al escribir este libro electrónico. Deseamos agradecer y expresar nuestra gran gratitud al Dr. Gautham Shetty, al Dr. Balaji, al Dr. Girish y al Dr. Anuroopa. P, Dr. Senthil Rajan, Dr. Nikitha Mohan por ayudarnos a escribir algunos capítulos de este libro electrónico. Estamos muy agradecidos al editor de Scholar's Press por brindarnos la oportunidad de difundir este conocimiento a todos los estudiantes, estudiantes de odontología en particular a los odontólogos y académicos en forma de libro electrónico.

Estamos muy agradecidos a las diferentes fuentes que se utilizan como en la formación

para llenar los vacíos en el conocimiento: y se mencionan en diferentes lugares Sin reconocer que nuestras responsabilidades hacia la sociedad y la ciencia no se completarán y que debemos aprender y compartir el conocimiento de todos y de todos los recursos Nuestro Pranam' al maestro que enseñó a la humanidad el amor y el afecto.

***El autor correspondiente Aiswarya Dileep:** Departamento de Periodoncia, Facultad de Odontología y Hospital de Rajarajeswari, Bangalore, India; correo electrónico: dileepaiswarya438@gmail.com

Prof. Dr. Krishna Kripal

Dr. Aiswarya Dileep

LISTA DE COLABORADORES

DR. KRISHNA KRIPAL

PROFESOR

DEPARTAMENTO DE PERIODONCIA

UNIVERSIDAD Y HOSPITAL DENTAL RAJARAJESWARI,

RAMAHOLLI CROSS, MYSORE ROAD,

BENGALURU-560074

DR. AISWARYA DILEEP

DEPARTAMENTO DE PERIODONCIA

UNIVERSIDAD Y HOSPITAL DENTAL RAJARAJESWARI

CRUZ DE RAMAHOLLI, CAMINO DE MYSORE

BENGALURU-560074

DR. ANUROOPA. P

LECTOR

DEPARTAMENTO DE PERIODONCIA

UNIVERSIDAD Y HOSPITAL DENTAL RAJARAJESWARI

CRUZ DE RAMAHOLLI, CAMINO DE MYSORE

BENGALURU-560074

***El autor correspondiente Aiswarya Dileep:** Departamento de Periodoncia, Facultad de Odontología y Hospital de Rajarajeswari, Bangalore, India; correo electrónico: dileepaiswarya438@gmail.com

DR. SENTHIL RAJAN

LECTOR

DEPARTAMENTO DE PERIODONCIA

UNIVERSIDAD Y HOSPITAL DENTAL RAJARAJESWARI

CRUZ DE RAMAHOLLI, CAMINO DE MYSORE

BENGALURU-560074

DR. ANIRBHAN CHATTERJEE

PROFESOR Y HOD

DEPARTAMENTO DE PERIODONCIA

UNIVERSIDAD Y HOSPITAL DENTAL RAJARAJESWARI

CRUZ DE RAMAHOLLI, CAMINO DE MYSORE

BENGALURU-560074

DR. SHETTY GAUTHAM

PROFESOR Y HOD

DEPARTAMENTO DE PROSTODONCIA

UNIVERSIDAD Y HOSPITAL DENTAL RAJARAJESWARI

CRUZ DE RAMAHOLLI, CAMINO DE MYSORE

BENGALURU-560074

DR. GIRISH H.C

PROFESOR Y HOD

DEPARTAMENTO DE PATOLOGÍA ORAL Y MICROBIOLOGÍA

UNIVERSIDAD Y HOSPITAL DENTAL RAJARAJESWARI

CRUZ DE RAMAHOLLI, CAMINO DE MYSORE

BENGALURU-560074

***El autor correspondiente Aiswarya Dileep:** Departamento de Periodoncia, Facultad de Odontología y Hospital de Rajarajeswari, Bangalore, India; correo electrónico: dileepaiswarya438@gmail.com

DR. BALAJI.P

PROFESOR Y HOD

DEPARTAMENTO DE MEDICINA ORAL Y RADIOLOGÍA

UNIVERSIDAD Y HOSPITAL DENTAL RAJARAJESWARI

CRUZ DE RAMAHOLLI, CAMINO DE MYSORE

BENGALURU-560074

DR. NIKITHA MOHAN V.J

DEPARTAMENTO DE SALUD PÚBLICA ODONTOLOGÍA

UNIVERSIDAD Y HOSPITAL DENTAL RAJARAJESWARI

CRUZ DE RAMAHOLLI, CAMINO DE MYSORE

BENGALURU-560074

DR. C KAVITA

DEPARTAMENTO DE PERIODONCIA

UNIVERSIDAD Y HOSPITAL DENTAL RAJARAJESWARI

CRUZ DE RAMAHOLLI, CAMINO DE MYSORE

BENGALURU-560074

DR. MANJUNATH S.M.

DEPARTAMENTO DE PERIODONCIA

UNIVERSIDAD Y HOSPITAL DENTAL RAJARAJESWARI

CRUZ DE RAMAHOLLI, CAMINO DE MYSORE

BENGALURU-560074

***El autor correspondiente Aiswarya Dileep:** Departamento de Periodoncia, Facultad de Odontología y Hospital de Rajarajeswari, Bangalore, India; correo electrónico: dileepaiswarya438@gmail.com

ÍNDICE

***El autor correspondiente Aiswarya Dileep:** Departamento de Periodoncia, Facultad de Odontología y Hospital de Rajarajeswari, Bangalore, India; correo electrónico: dileepaiswarya438@gmail.com

***El autor correspondiente Aiswarya Dileep:** Departamento de Periodoncia, Facultad de Odontología y Hospital de Rajarajeswari, Bangalore, India; correo electrónico: dileepaiswarya438@gmail.com

INTRODUCCIÓN Y ANTECEDENTES HISTÓRICOS

Krishna Kripal1, Aiswarya Dileep*1,

[1]Department *of Periodontology, Rajarajeswari Dental College and Hospital, Bangalore, India*

Resumen: La medicina mente-cuerpo se centra en las interacciones entre el cerebro, la mente, el cuerpo y el comportamiento, y en las poderosas formas en que los factores emocionales, mentales, sociales, espirituales y conductuales pueden afectar directamente la salud. Considera fundamental un enfoque que respete y mejore la capacidad de cada persona para el autoconocimiento y el autocuidado, y hace hincapié en las técnicas que se basan en este enfoque, y es el método más antiguo y natural para lograr una vida sana sin enfermedad.

Palabras clave: Yoga, Medicina Herbal, Salud

YOGA

"La salud es un estado de completo bienestar físico, mental y social y no sólo la ausencia de enfermedades o dolencias - ORGANIZACIÓN MUNDIAL DE LA SALUD".

El bienestar se ha definido desde tres perspectivas: ausencia de condiciones negativas, prevalencia de atributos positivos y búsqueda de la satisfacción en la vida.

"Prefiero conocer a la persona que tiene la enfermedad que conocer la enfermedad que tiene." Hipócrates

"La salud no es sólo ser libre de enfermedades. La salud es cuando cada célula de tu cuerpo rebota de alegría" - Sadhguru

***El autor correspondiente Aiswarya Dileep:** Departamento de Periodoncia, Facultad de Odontología y Hospital de Rajarajeswari, Bangalore, India; correo electrónico: dileepaiswarya438@gmail.com

Yoga, es una palabra sánscrita con el medio o para unir, siendo el destino final la liberación (Ankerberg y Weldon, 1996).

Pathanjali, el padre de la ciencia yóguica india de 3000 años de antigüedad, divide el yoga en 8 disciplinas

1. yama (comportamiento social)

2. Niyama (Disciplina interior)

3. Asana (posturas de yoga)

4. Pranayama (Control de la respiración)

5. pratyahara (control sobre el sentido humano)

6. 6. Dharana (concentración) 7. Dharana (concentración) Dhyana (meditación)

8. Samadhi (bienaventuranza). Las formas comunes de yoga que se practican incluyen asanas, pranayama y meditación (Madanmohan,2011).2 El yoga es un remedio natural libre de drogas que rejuvenece y fortalece el sistema inmunológico de un individuo, lo que resulta en la salud general del sistema que incluye la salud periodontal.

INNER ENGINEERING no es otra cosa que **MEDICINA PARA LA MENTE Y EL CUERPO**

La medicina mente-cuerpo se centra en las interacciones entre el cerebro, la mente, el cuerpo y el comportamiento, y en las poderosas formas en que los factores emocionales, mentales, sociales, espirituales y conductuales pueden afectar directamente a la salud. Considera fundamental un enfoque que respete y mejore la capacidad de cada persona para el autoconocimiento y el autocuidado, y hace hincapié en las técnicas que se basan en este enfoque, y es el método más antiguo y natural para lograr una vida sana sin enfermedad.

Definición

La medicina mente-cuerpo se centra típicamente en estrategias de intervención que se cree que promueven la salud, como la relajación, la hipnosis, las imágenes visuales, la meditación, el yoga, la biorretroalimentación, el tai chi, el qi gong, las terapias cognitivo-conductuales, el apoyo de grupo, el entrenamiento autogénico y la espiritualidad. El campo ve la enfermedad como una oportunidad para el crecimiento y la transformación personal y a los proveedores de salud como catalizadores y guías en este proceso.

***El autor correspondiente Aiswarya Dileep:** Departamento de Periodoncia, Facultad de Odontología y Hospital de Rajarajeswari, Bangalore, India; correo electrónico: dileepaiswarya438@gmail.com

Las intervenciones mente-cuerpo constituyen una parte importante del uso general de la medicina complementaria y alternativa por parte del público. En 2002, cerca del 17 por ciento de la población adulta de EE. UU. utilizó técnicas de mente-cuerpo, entre ellas técnicas de relajación, meditación, imágenes guiadas, biorretroalimentación e hipnosis. La oración fue utilizada por el 45 por ciento de la población por razones de salud.

Antecedentes

El concepto de que la mente es importante en el tratamiento de la enfermedad es parte integral de los enfoques curativos de la medicina tradicional china y ayurvédica, que se remontan a más de 2.000 años atrás. También fue notado por Hipócrates, quien reconoció los aspectos morales y espirituales de la curación, y creyó que el tratamiento sólo podía ocurrir con la consideración de la actitud, las influencias ambientales y los remedios naturales (ca. 400 a.C.). Mientras que este enfoque integrado se mantuvo en los sistemas de curación tradicionales en el Este, los desarrollos en el mundo occidental durante los siglos XVI y XVII llevaron a una separación de las dimensiones humanas espirituales o emocionales del cuerpo físico. Esta separación comenzó con la reorientación de la ciencia, durante el Renacimiento y la Ilustración, con el propósito de mejorar el control de la humanidad sobre la naturaleza. Los avances tecnológicos (por ejemplo, la microscopía, el estetoscopio, el brazalete de presión arterial y las técnicas quirúrgicas refinadas) demostraron un mundo celular que parecía muy alejado del mundo de las creencias y las emociones.

El descubrimiento de las bacterias y, más tarde, de los antibióticos disipó aún más la noción de que la creencia influye en la salud. Arreglar o curar una enfermedad se convirtió en un asunto de ciencia (es decir, de tecnología) y tomó precedencia sobre la curación del alma, no un lugar aparte de ella. A medida que la medicina separaba la mente del cuerpo, los científicos de la mente (neurólogos) formulaban conceptos, como el inconsciente, los impulsos emocionales y los delirios cognitivos, que solidificaban la percepción de que las enfermedades de la mente no eran "reales", es decir, no se basaban en la fisiología y la bioquímica.

En la década de 1920, el trabajo de Walter Cannon reveló la relación directa entre el estrés y las respuestas neuroendocrinas en los animales.4 Al acuñar la frase "pelear o huir", Cannon describió los reflejos primitivos de la activación simpática y suprarrenal en respuesta al peligro percibido y a otras presiones ambientales (por ejemplo, frío, calor). Hans Selye definió con más detalle los efectos nocivos del estrés y la angustia en la salud.5 Al mismo tiempo, los avances tecnológicos en la medicina que podían identificar cambios patológicos específicos, y los nuevos descubrimientos en los productos farmacéuticos, estaban ocurriendo a un ritmo muy

***El autor correspondiente Aiswarya Dileep:** Departamento de Periodoncia, Facultad de Odontología y Hospital de Rajarajeswari, Bangalore, India; correo electrónico: dileepaiswarya438@gmail.com

rápido. El modelo basado en la enfermedad, la búsqueda de una patología específica y la identificación de curas externas fueron primordiales, incluso en psiquiatría. Durante la Segunda Guerra Mundial, la importancia de la creencia volvió a entrar en la red de la atención de la salud. En las playas de Anzio, la morfina para los soldados heridos era escasa, y el Dr. Henry Beecher descubrió que gran parte del dolor podía controlarse con inyecciones de solución salina. Acuñó el término "efecto placebo", y su investigación posterior demostró que hasta un 35 por ciento de una respuesta terapéutica a cualquier tratamiento médico podría ser el resultado de la creencia. La investigación sobre el efecto placebo y el debate sobre el mismo están en curso.

Mucho antes del advenimiento de la medicina moderna, las hierbas eran los principales remedios para casi todas las enfermedades. Las hierbas son uno de los agentes remediales que Dios ha creado para los humanos afligidos. Las hierbas medicinales se utilizan cada vez más como suplementos dietéticos para combatir o prevenir enfermedades comunes. Estos medicamentos eran muy solicitados en los países desarrollados y en desarrollo para la atención primaria de la salud debido a sus amplias actividades biológicas y medicinales, un margen de seguridad más alto y costos más bajos. Los practicantes alopáticos deben haber considerado tradicionalmente que los tratamientos herbales son inocuos o, alternativamente, potencialmente problemáticos. Hace tres décadas sólo unos pocos tenían alguna apreciación del número de remedios que tenían sus orígenes en la medicina herbal y la mayoría tenía una vaga impresión de lo que implicaba el herbolario, u otras formas de prácticas medicinales alternativas. Durante las últimas décadas ha aumentado el interés por desvelar los secretos de los antiguos. Hoy en día los profesionales de la salud son conscientes de la medicina alternativa y de su gran medicina alternativa se definen como prácticas terapéuticas que se basan en métodos naturales y tradicionales. De hecho, son de gran importancia para mejorar la salud y la calidad de vida de las personas. La medicina alternativa incluye varios campos médicos como la homeopatía, la naturopatía, la medicina tradicional china unani y el Ayurveda. En la India se ha informado de que los curanderos tradicionales utilizan 2.500 especies de plantas y que 100 especies de plantas sirven como fuentes regulares de medicina. Durante las últimas décadas ha habido un creciente interés en el estudio de las plantas medicinales y su uso tradicional en diferentes partes del mundo. Los intercambios y asimilaciones de Ayurveda, Unani y Siddha han entrado en la corriente principal para complementar la biomedicina, dando un enfoque más holístico a la gestión de pacientes. El principio básico de la Homeopatía, es conocido como la "ley de los semejantes" que significa "que lo semejante sea curado por lo semejante". En

***El autor correspondiente Aiswarya Dileep:** Departamento de Periodoncia, Facultad de Odontología y Hospital de Rajarajeswari, Bangalore, India; correo electrónico: dileepaiswarya438@gmail.com

odontología se utiliza para tratar casos como abscesos dentales, bruxismo, periodontitis, salivación, erupción de dientes y ulceraciones. La naturapatía se basa en la creencia en el vitalismo, que postula que una energía especial llamada energía vital o fuerza vital guía los procesos corporales como el metabolismo, la reproducción, el crecimiento y la adaptación. Incluye procedimientos como la acupuntura, la quinesiología aplicada, la terapia botánica, la cura de la naturaleza, la nutrición y la ozonoterapia. Unani en árabe significa medicina griega y es una forma de medicina tradicional ampliamente practicada en el sur de Asia, que se basa en las enseñanzas del médico griego Hipócrates, y el médico romano Galeno. medicina tradicional china se basa en la combinación de la Teoría de las Cinco Fases" y"Teoría del Yin y Yang", que más tarde fue absorbida por el Daoísmo. Inhiben la proliferación, inducen la apoptosis, suprimen la angiogénesis, retardan la metástasis y mejoran la quimioterapia, mostrando potencial anticancerígeno.

El antiguo sistema indio de atención de la salud se concentraba en las opiniones del hombre y su enfermedad y se centraba en el tratamiento de estas enfermedades a través de sistemas de curación tradicionales y naturales. El antiguo sistema indio de atención de la salud se concentraba en las opiniones del hombre y su enfermedad y se centraba en el tratamiento de estas enfermedades a través de sistemas de curación tradicionales y naturales. Los productos naturales de la India, los procedentes de plantas medicinales tradicionales que se reportan en textos clásicos como Ayurveda y Charaka Samhita, han contribuido al "boom" del descubrimiento de fármacos. Es un hecho bien documentado que los remedios naturales a través del Ayurveda deben su origen a la India y esta ciencia fue conocida popularmente como la "ciencia de la vida". 10 El Ayurveda tiene como objetivo asegurar una mente y un cuerpo sanos, no sólo proporcionando la cura de la enfermedad, sino también elaborando el método para el mantenimiento de la salud. El Ayurveda intenta corregir los desequilibrios y desajustes de los humores corporales y restaurar las condiciones de equilibrio mediante la aplicación de todos los recursos espirituales y materiales disponibles para el hombre.

Las plantas medicinales son recursos naturales renovables potenciales y generalmente se considera que juegan un papel beneficioso en el cuidado de la salud humana. Las medicinas a base de plantas tienen un alcance inmenso en varios campos de la medicina y la odontología. Con el aumento de la conciencia, el uso de hierbas medicinales ha adquirido una importancia significativa en los últimos años. Las hierbas medicinales se pueden utilizar para tratar muchas enfermedades como la diabetes, la afección cardíaca, los problemas de la piel, las alergias y los problemas respiratorios. Las hierbas también pueden

***El autor correspondiente Aiswarya Dileep:** Departamento de Periodoncia, Facultad de Odontología y Hospital de Rajarajeswari, Bangalore, India; correo electrónico: dileepaiswarya438@gmail.com

ayudar a lidiar con el problema de la obesidad, y también promueven la buena salud. Hay un número de ventajas asociadas con el uso de herbalmedicinas en comparación con los productos farmacéuticos.

TRASFONDO HISTÓRICO

La evidencia arqueológica indica que el uso de plantas medicinales data al menos del Paleolítico, hace aproximadamente 60.000 años. La evidencia escrita de remedios herbales se remonta a más de 5.000 años atrás, a los sumerios, que crearon listas de plantas. Varias culturas antiguas escribieron sobre las plantas y sus usos médicos. En el antiguo Egipto, las hierbas se mencionan en los papiros médicos egipcios, representados en ilustraciones de tumbas, o en raras ocasiones se encuentran en frascos médicos que contienen trazas de hierbas. Los primeros herbales griegos conocidos fueron los de Diocles de Carystus, escritos durante el siglo III a.C., y uno de Krateuas del siglo I a.C. Sólo unos pocos fragmentos de estas obras han sobrevivido intactos, pero de lo que queda de los estudiosos se ha notado que hay una gran cantidad de superposición con los herbales egipcios. En los yacimientos arqueológicos de la China de la Edad de Bronce, que datan de la dinastía Shang, se han encontrado semillas probablemente utilizadas para la herboristería. Más de cien de las 224 drogas mencionadas en el Huangdi Neijing, un texto médico chino antiguo, son hierbas. Las hierbas también se usaban frecuentemente en la medicina de la antigua India, donde el principal tratamiento para las enfermedades era la dieta.

HISTORIA DE LAS HIERBAS EN ASIA

INDIA

A partir de los conocimientos adquiridos y cultivados a lo largo de los siglos, se desarrollaron dos grandes escuelas y ocho especializaciones. Una fue la escuela de médicos llamada Dhanvantri Sampradaya (Sampradaya significa tradición) y la segunda escuela de cirujanos referida en la literatura como Areya Sampradaya. Estas escuelas tenían sus respectivas recopilaciones representativas - Charka Samhitas para la escuela de Medicina y Sustruta Samhita para la escuela de Cirugía. El primero contiene varios capítulos que tratan diferentes aspectos de la medicina y temas relacionados. En este tratado se han mencionado alrededor de seiscientos medicamentos de origen vegetal, animal y mineral. Ayurveda significa

***El autor correspondiente Aiswarya Dileep:** Departamento de Periodoncia, Facultad de Odontología y Hospital de Rajarajeswari, Bangalore, India; correo electrónico: dileepaiswarya438@gmail.com

literalmente la Ciencia de la vida. Se presume que los principios fundamentales y aplicados del Ayurveda se organizaron y enunciaron alrededor del año 1500 a.C. Atharvaveda, el último de los cuatro grandes cuerpos de conocimiento -conocidos como Vedas, que forman la columna vertebral de la civilización india-, contiene 114 himnos relacionados con formulaciones para el tratamiento de diferentes enfermedades. Sushruta Samhita trata principalmente diferentes aspectos de los principios fundamentales y la teoría de la cirugía.

En este documento se describen más de 100 tipos de instrumentos quirúrgicos, incluyendo bisturíes, tijeras, fórceps, espéculos, etc., junto con su uso. Se explican los procedimientos de disección y de operación con el uso de vegetales y animales muertos. Contiene la descripción de unos 650 medicamentos y discute diferentes aspectos relacionados con otros temas relacionados con la cirugía como la anatomía.
embriología, toxicología y terapéutica. El"Astanga-Hridaya" de Vagabhata es considerado como otro tratado importante del Ayurveda. Los tres documentos anteriores se conocen popularmente como Brihat trayees' (los tres grandes). Además de estos tres tratados académicos y de autoridad, existe un vasto cuerpo de literatura en forma de compilaciones que cubren un período de más de 1500 años.

***El autor correspondiente Aiswarya Dileep:** Departamento de Periodoncia, Facultad de Odontología y Hospital de Rajarajeswari, Bangalore, India; correo electrónico: dileepaiswarya438@gmail.com

CAPÍTULO 1

INGENIERÍA INTERNA DE MEDICINA INTEGRADA, ESTRÉS Y PERIODONCIA

Aiswarya Dileep*1, Krishna Kripal1

1Departamento *de Periodoncia, Rajarajeswari Dental College and Hospital, Bangalore, India.*

Resumen: El estrés psicológico se refiere a las reacciones emocionales y fisiológicas experimentadas cuando una persona se enfrenta a un acontecimiento de la vida, como un conflicto matrimonial, una deuda financiera o la muerte de un ser querido, que excede su capacidad para hacer frente con eficacia a la situación. El estrés evoca reacciones emocionales y fisiológicas y es un importante factor de riesgo modificable para las enfermedades mentales y físicas. Existe una asociación robusta, y presumiblemente causal, entre los eventos estresantes de la vida y los episodios depresivos mayores con estrés crónico que están estrechamente relacionados con los trastornos depresivos. Se cree que la neurobiología subyacente al estrés y la depresión es el resultado de anormalidades moleculares y celulares que interactúan con factores genéticos y ambientales.

Palabras clave: Estrés psicológico, Factores de riesgo, Ingeniería interna

INTRODUCCIÓN:

El estrés psicológico se refiere a las reacciones emocionales y fisiológicas experimentadas cuando una persona se enfrenta a un acontecimiento de la vida, como un conflicto matrimonial, una deuda financiera o la muerte de un ser querido, que excede su capacidad para hacer frente a la situación de manera efectiva. El estrés evoca reacciones emocionales y fisiológicas y es un importante factor de riesgo modificable para las enfermedades mentales y físicas. Existe una asociación robusta, y presumiblemente causal, entre los eventos estresantes de la vida y los episodios depresivos mayores[7,8] con el estrés crónico estrechamente relacionado con los trastornos depresivos. Se cree que la neurobiología subyacente al estrés y la depresión es el resultado de anormalidades moleculares y celulares que interactúan con factores genéticos y ambientales. 9] Los estudios epidemiológicos proporcionan pruebas sólidas de que el estrés psicosocial crónico y la depresión aumentan el riesgo de enfermedad cardiovascular aterosclerótica, diabetes y otras afecciones sistémicas[10], así como afectan negativamente el curso y el resultado de las afecciones. 11,12,13] Además, numerosos estudios muestran que el estrés y la depresión se asocian con un aumento de la morbilidad y la mortalidad en una serie de condiciones sistémicas[14,15,16,17,18,19]. Varios mecanismos fisiopatológicos pueden explicar la asociación del estrés crónico y la depresión con enfermedades

***El autor correspondiente Aiswarya Dileep:** Departamento de Periodoncia, Facultad de Odontología y Hospital de Rajarajeswari, Bangalore, India; correo electrónico: dileepaiswarya438@gmail.com

sistémicas[20,21,22,23,24,25]. Estudios básicos y clínicos demuestran que el estrés y la depresión están asociados con la atrofia y la pérdida de función de las regiones límbicas del cerebro que controlan el estado de ánimo y la depresión, incluyendo la corteza prefrontal y el hipocampo[26,27,28,29,30,31]. Además, los modelos animales experimentales sugieren que el estrés crónico induce la inflamación vascular a través de elevaciones en las citoquinas proinflamatorias circulantes[32].

Los cálculos de prevalencia de la depresión y los trastornos relacionados con el estrés en los Estados Unidos varían de un estudio a otro; sin embargo, una encuesta reciente reveló que el 9,0% de los adultos cumplían los criterios para la depresión actual, y el 3,4% cumplía los criterios para la depresión mayor33. Además, una encuesta nacional encargada por la Asociación Americana de Psicología reveló que el 69% de los empleados percibían el trabajo como una fuente significativa de estrés y el 41% se sentían típicamente tensos o estresados durante[46] el día de trabajo. Los gastos sanitarios asociados con el estrés y la depresión son elevados, especialmente los que se pueden atribuir a las comorbilidades, como las enfermedades cardiovasculares y la diabetes. Estimaciones recientes sugieren que casi el 25% de los costos de la atención médica son atribuibles a factores de riesgo modificables, como la depresión, en los Estados Unidos. En un estudio de 92.486 empleados de siete organizaciones durante un promedio de 3 años, Goetzel et al10 encontraron que en la categoría de riesgos psicosociales, los costos de atención médica para los empleados con depresión eran 48% más caros que para los que no estaban en riesgo. De manera similar, los costos de atención de salud de los trabajadores que reportaron alto estrés fueron 8.6% más altos que los costos de aquellos que no reportaron alto estrés. El propósito de esta revisión narrativa fue resumir la literatura sobre el estrés y la depresión en relación con la periodontitis, destacando el papel emergente de los mediadores neuroendocrinos y neuroinmunes en la fisiopatología de las enfermedades inflamatorias. Revisamos las publicaciones en inglés de 1970 a 2012, recuperadas usando la base de datos electrónica PubMed. En las búsquedas se utilizaron los términos psiquiatría, estrés psicológico, depresión, odontología, enfermedad periodontal, periodontitis, dientes, salud oral y función inmunitaria.

Psiconeuroinmunología

La comunicación del sistema nervioso central con el sistema inmunológico y el sistema endocrino ha dado lugar al campo de la psiconeuroinmunología. Los péptidos y hormonas derivados de la neuroendocrina han sido reconocidos desde hace mucho tiempo como inmunomoduladores. Los primeros estudios en animales encontraron que el estrés se asociaba a una mayor susceptibilidad a las enfermedades infecciosas35, así como a modelos experimentales de enfermedades

***El autor correspondiente Aiswarya Dileep:** Departamento de Periodoncia, Facultad de Odontología y Hospital de Rajarajeswari, Bangalore, India; correo electrónico: dileepaiswarya438@gmail.com

inflamatorias36. La investigación en psiconeuroinmunología humana ha demostrado que los procesos de regulación inmunitaria son una parte inextricable de una compleja red de respuestas adaptativas37. Los individuos que experimentan estrés exhiben anomalías prominentes en su comportamiento, como el estado de ánimo deprimido y la alteración del sueño, junto con la desregulación de los sistemas nerviosos neuroendocrino y simpático; estos últimos sistemas son vías eferentes críticas en la[47] regulación de la inmunidad por parte del cerebro. El patrón y la magnitud de la respuesta al estrés parecen estar influenciados por múltiples factores, como la duración de la exposición al estrés (agudo vs. crónico), el tipo de estrés (físico vs. psicológico) y el sexo, entre otros[38]. Se necesitan múltiples mediadores del estrés, incluyendo monoaminas, neuropéptidos y hormonas esteroides, para transmitir la señal de estrés al sistema nervioso central y contribuir a los cambios funcionales resultantes en el sistema nervioso central. En la Fig. 1.1 se muestra gráficamente una comprensión básica del papel del eje límbico-hipotalámico-hipófisis-adrenal y del bucle de regulación de citoquinas. Se han establecido complejas interacciones bidireccionales entre el sistema nervioso central y el sistema inmunológico, mediadas por el sistema endocrino. Dos características importantes de estas interacciones incluyen la producción de hormonas de estrés por el eje límbico-hipotalámico-hipófisis-adrenal y el eje simpático-adrenal-medular39. Las hormonas afectan la función inmune a través de la unión de los receptores y la modulación de las citocinas. Se ha demostrado que la modulación de las citoquinas retroalimenta al cerebro, produciendo cambios en el eje hipotalámico-hipófisis-adrenalina, proporcionando una base mecanicista para las alteraciones comunes en los patrones de sueño y depresión. Los factores estresantes agudos y limitados en el tiempo parecen dar lugar a una redistribución adaptativa de las células y a la preparación del sistema inmunológico natural para una posible infección o lesión, o ambas cosas. Los factores de estrés crónico se han asociado con una inmunosupresión más global: inmunidad celular seguida de inmunidad natural y específica, incluidos los parámetros T-helper 1 (p. ej., respuestas T-proliferativas de células T) y T-helper 2 (p. ej., anticuerpos contra la vacuna contra la gripe)40. Por lo tanto, la adaptabilidad de los cambios inmunológicos parece disminuir con el aumento de la cronicidad de un factor estresante. El estrés psicológico ejerce claramente la capacidad de modificar la susceptibilidad de los animales y de los seres humanos a los agentes infecciosos, influyendo en la aparición, el curso y el resultado de ciertas patologías infecciosas[41].

***El autor correspondiente Aiswarya Dileep:** Departamento de Periodoncia, Facultad de Odontología y Hospital de Rajarajeswari, Bangalore, India; correo electrónico: dileepaiswarya438@gmail.com

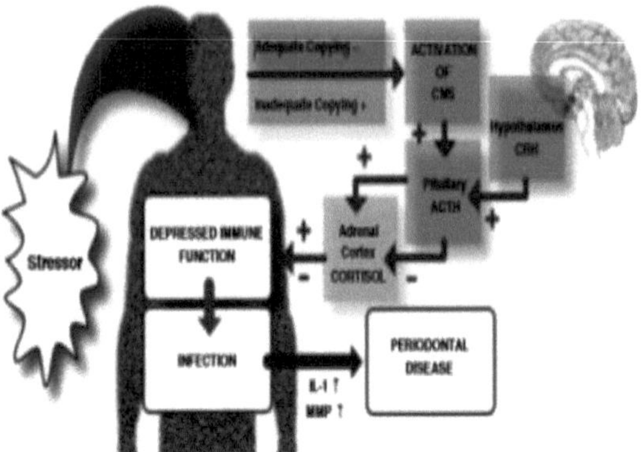

Fig- 1.1: Modelo de los efectos del estrés crónico sobre el sistema inmunológico y la enfermedad periodontal. ACTH, hormona adrenocorticotrópica; SNC, sistema nervioso central; CRH, hormona liberadora de corticoides; IL, interleucina-1; MMP, matriz metaloproteinasa

El estrés psicológico es generalmente reconocido como un cofactor potencial en la patogénesis de las enfermedades infecciosas. Cohen et al. 42 estudiaron prospectivamente la relación entre el estrés psicológico y la frecuencia de resfriados clínicos documentados entre sujetos expuestos intencionalmente a virus respiratorios. Después de completar los cuestionarios que evaluaban el grado de estrés psicológico, 394 sujetos sanos recibieron gotas nasales que contenían uno de los cinco virus respiratorios (rinovirus tipo 2, 9 ó 14; virus respiratorio sincitial; o coronavirus tipo 229E) y otros 26 recibieron gotas nasales salinas. El estrés se asoció de manera dosis-respuesta con un mayor riesgo de enfermedad respiratoria infecciosa aguda, y este riesgo se atribuyó al aumento de las tasas de infección en lugar de a una mayor frecuencia de síntomas después de la infección. En una reciente revisión sistemática y meta-análisis, Pedersen et al. 43 concluyen que la evidencia apoya la hipótesis de que el estrés psicológico está asociado con una mayor susceptibilidad a la infección del tracto respiratorio superior, consistente con la importancia potencial de los factores psicológicos en otras enfermedades infecciosas. El estrés tiene un impacto directo en el sistema inmunológico, al igual que muchas otras estrategias que las personas utilizan para hacer frente al estrés, ya sean saludables (por ejemplo, el ejercicio) o insalubres (por ejemplo, fumar). Genco et al. 44, por ejemplo, encontraron un mayor riesgo de pérdida de la adhesión periodontal más severa (odds ratio = 2,24) y pérdida ósea alveolar (odds ratio = 1,91) entre los individuos con tensión económica y un estilo de afrontamiento inadecuado, en comparación con aquellos con bajos niveles de

***El autor correspondiente Aiswarya Dileep:** Departamento de Periodoncia, Facultad de Odontología y Hospital de Rajarajeswari, Bangalore, India; correo electrónico: dileepaiswarya438@gmail.com

tensión económica dentro del mismo grupo de afrontamiento, después del ajuste por edad, sexo y tabaquismo. También hay pruebas de modulación psicológica de la respuesta inmunitaria a las vacunas virales. Uno de los primeros estudios se llevó a cabo en estudiantes de medicina que fueron vacunados contra el virus de la hepatitis B. Tanto las respuestas de las células T específicas del virus como las de los anticuerpos fueron aumentadas en aquellos estudiantes con más estrés y menos apoyo social[39, 45]. El estrés crónico asociado con el cuidado de un cónyuge con enfermedad de Alzheimer se asoció con una respuesta de anticuerpos menos deseable a una vacuna contra el virus de la influenza en comparación con los controles compatibles[46].

Un estudio similar en Hong Kong comparó a 55 cuidadores de cónyuges con afecciones crónicas que perjudicaron sus actividades de la vida diaria con 61 controles emparejados. A los participantes se les inyectó la vacuna trivalente contra la influenza y se les evaluaron los síntomas de estrés y depresión. Los cuidadores tuvieron una respuesta inmunológica estadísticamente significativa a la vacuna contra la influenza, en comparación con los controles47. Otros estudios muestran que los cuidadores de las personas con enfermedades crónicas tienen un mayor riesgo de infección y reacción inmunológica[48,49,50]. Colectivamente, estos estudios y otros51 sugieren que el estrés y las estrategias de afrontamiento inadecuadas o el apoyo social pueden desempeñar un papel en la activación o reactivación de los herpesvirus y otras infecciones virales en el periodonto. Las altas cargas periodontales de virus activos de Epstein-Barr y citomegalovirus tienden a estar asociadas con la periodontitis agresiva, mientras que las infecciones latentes por herpesvirus son más comunes en la periodontitis crónica y la gingivitis.52 El estrés también altera la cicatrización de las heridas clínicas y los procesos subyacentes mediados inmunológicamente.

Los estudios sobre la cicatrización de heridas experimentales y quirúrgicas agudas informan sistemáticamente una cicatrización más lenta de las heridas en individuos con altos niveles de estrés psicológico, independientemente de la duración del factor estresante[53,54,55]. Se ha postulado una disminución de las citoquinas pro-inflamatorias locales en el lecho de la herida como un mecanismo biológico[56,54], presumiblemente causado por los efectos inmunosupresores del cortisol, 50 de la norepinefrina y la epinefrina[57]. En los modelos animales de curación cutánea con estrés psicológico[58], el retraso en la curación también se asocia con déficits en la eliminación bacteriana[59] y susceptibilidad a infecciones oportunistas[60] en el sitio de la herida. También se sabe que la cicatrización de la herida de la mucosa oral se ve obstaculizada por el estrés. 55] Los síntomas depresivos también predicen la tasa de cicatrización de heridas en la mucosa en adultos jóvenes sanos.

El estrés modifica la respuesta inmune del huésped

***El autor correspondiente Aiswarya Dileep:** Departamento de Periodoncia, Facultad de Odontología y Hospital de Rajarajeswari, Bangalore, India; correo electrónico: dileepaiswarya438@gmail.com

Los mecanismos a través de los cuales el estrés produce inflamación son complejos y bidireccionales (el estrés puede producir inflamación y la inflamación puede producir estrés). Estos procesos involucran redes de comunicación que incluyen interacciones genéticas, neurales, endocrinas e inmunológicas. Está claro, tanto en estudios con animales como con humanos, que el estrés afecta al sistema inmunológico de múltiples maneras. El estrés aumenta las hormonas neuroendocrinas, como los glucocorticoides y las catecolaminas. A través de la activación de estas hormonas, el estrés tiene efectos perjudiciales sobre las funciones inmunitarias, incluyendo la reducción de las poblaciones de linfocitos, la proliferación de linfocitos, la actividad de las células asesinas naturales y la producción de anticuerpos y la reactivación de las infecciones virales latentes[62]. El eje límbico-hipotalámico-pituitaria-suprarrenal y el sistema nervioso simpático son las principales vías neurales activadas por factores estresantes físicos (es decir, patógenos o toxinas) y psicológicos (es decir, acontecimientos importantes de la vida, abusos o factores relacionados con el trabajo o las relaciones)[63]. Las primeras conceptualizaciones aceptaron una acción inmunosupresora global de estrés, pero ahora está claro que tanto la inmunosupresión como la activación inmunológica ocurren en varios tipos de estados de estrés. El estrés crónico o repetitivo, del tipo que es bastante típico para aquellos individuos con enfermedades mentales, parece provocar un estado de inflamación crónica a través de la activación de macrófagos, células dendríticas, microglia, adipocitos y endotelio, que secretan citocinas. Otros efectos incluyen el tráfico de células alteradas, cambios en la citotoxicidad de las células asesinas naturales y alteraciones en el equilibrio del T-helper 1/T-helper 2, todo lo cual podría contribuir a la posibilidad de una respuesta inmune deficiente a los microorganismos y las vacunas, a la susceptibilidad a las infecciones, a la reactivación de los virus latentes y a los retrasos en la cicatrización de heridas[64]. La inflamación crónica se produce a menudo en presencia de activación límbica-hipotalámica-hipófisis-suprarrenal y secreción de altos niveles de glucocorticoides normalmente inmunosupresores[65].

Influencia de los factores psicosociales en la periodontitis

Las enfermedades inflamatorias crónicas, como la periodontitis, tienen una patogénesis compleja y una etiología multifactorial, que implica interacciones complejas entre el huésped y el parásito. Las variaciones genéticas en los genes que codifican los componentes moleculares de las defensas inmunitarias del huésped, junto con especies bacterianas específicas de la placa subgingival, preparan el terreno para las diferencias individuales en el riesgo de periodontitis. En comparación con las mujeres, los hombres parecen estar en mayor riesgo de periodontitis. Los estudios básicos y clínicos documentan la posibilidad de que las comorbilidades (p.ej. diabetes) y las coinfecciones (p.ej. herpesvirus) modifiquen el inicio y/o la progresión de la periodontitis.

***El autor correspondiente Aiswarya Dileep:** Departamento de Periodoncia, Facultad de Odontología y Hospital de Rajarajeswari, Bangalore, India; correo electrónico: dileepaiswarya438@gmail.com

También se ha demostrado que fumar cigarrillos, una mala nutrición, el consumo de alcohol y un bajo nivel socioeconómico están asociados con un mayor riesgo de periodontitis[77]. Un cuerpo sustancial de evidencia indica que el estrés psicológico y la ineficacia en el manejo de la enfermedad pueden influir en la aparición y progresión de muchas enfermedades crónicas, incluyendo la periodontitis. Los primeros estudios aportaron pruebas tanto anecdóticas como clínicas de una asociación entre el estrés psicosocial y las enfermedades periodontales necrosantes agudas, especialmente la gingivitis ulcerosa necrosante, así como la periodontitis[78]. Sin embargo, la naturaleza de la asociación se basó en gran medida en una concordancia temporal entre el evento"estresante", la infección gingival y la medida fisiológica del estrés, como el hidroxicorticosteroide urinario. Del mismo modo, se han establecido asociaciones entre el estrés y la depresión y la periodontitis agresiva ("rápidamente progresiva") sobre la base de datos psicosociales y clínicos obtenidos al mismo tiempo[79]. Por lo tanto, el estrés crónico y la depresión se han planteado como hipótesis para reducir la respuesta inmunitaria, lo que resulta en una infección más patógena y en la destrucción concomitante del tejido periodontal.

***El autor correspondiente Aiswarya Dileep:** Departamento de Periodoncia, Facultad de Odontología y Hospital de Rajarajeswari, Bangalore, India; correo electrónico: dileepaiswarya438@gmail.com

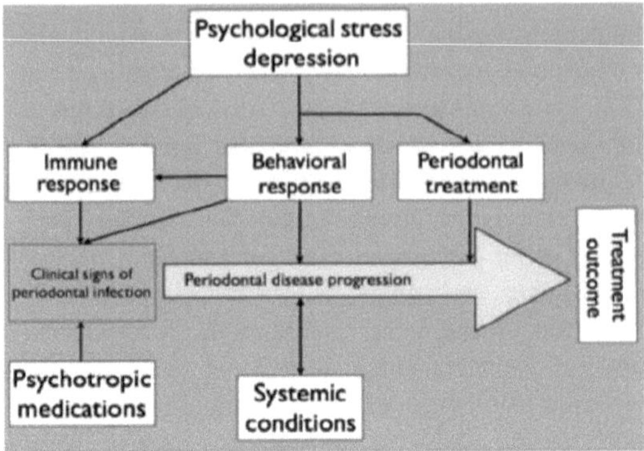

Fig-1.2: Modelo de los efectos del estrés psicológico crónico y la depresión sobre la enfermedad periodontal

La evidencia también indica que el estrés crónico y la depresión pueden mediar el riesgo y la progresión de la periodontitis a través de cambios en los comportamientos relacionados con la salud, como la higiene bucal, el tabaquismo y la dieta[80]. Aunque el estrés puede afectar negativamente a múltiples comportamientos relacionados con la salud, incluida la higiene bucal, existen pruebas sólidas de que el estrés contribuye a la fisiopatología de la periodontitis. Peruzzo et al.[81] realizaron una revisión sistemática de las pruebas sobre la influencia del estrés y los factores psicológicos en la enfermedad periodontal. De los 14 estudios (siete casos y controles, seis transversales y un ensayo clínico prospectivo) que cumplieron los criterios de inclusión para la revisión, la mayoría (57%) informó una relación positiva entre el estrés/factores psicológicos y la enfermedad periodontal. Otro 28,5% de los estudios observó una relación positiva entre algunas características del estrés y la enfermedad periodontal, demostrando que la mayoría de los trabajos publicados hasta la fecha que examinan esta relación han encontrado asociaciones significativas[82]. En un estudio reciente no incluido en la revisión sistemática, las puntuaciones de estrés y los marcadores de estrés salival (cromogranina A, cortisol, alfa-amilasa y beta-endorfina) mostraron una correlación significativa con los parámetros clínicos de la enfermedad periodontal en 100 pacientes adultos con periodontitis. El cortisol salival y la beta-endorfina se asociaron significativamente con la pérdida de dientes y los parámetros clínicos periodontales, después de ajustar las variables de estrés. Además, la mayor pérdida

***El autor correspondiente Aiswarya Dileep:** Departamento de Periodoncia, Facultad de Odontología y Hospital de Rajarajeswari, Bangalore, India; correo electrónico: dileepaiswarya438@gmail.com

de dientes se observó en aquellos pacientes que no se cepillaban los dientes durante los períodos de estrés. Los resultados de estos estudios son consistentes con la hipótesis de que el estrés puede modificar la defensa del huésped y la progresión de las infecciones periodontales en pacientes susceptibles a la periodontitis[83].

EFECTO DE LA INGENIERÍA INTERNA SOBRE EL ESTRÉS

La contaminación ambiental, el aumento del ritmo de vida, los trastornos psicosociales, los hábitos alimenticios y el estilo de vida sedentario han aumentado los niveles de estrés y los trastornos relacionados con ellos[84]. El yoga, una antigua ciencia india, se ha practicado como una forma de vida saludable. Recientemente, el yoga ha sido adoptado como un enfoque de salud dentro de la medicina alternativa[84]... Los ejercicios de relajación tienen como objetivo reducir el estrés y, por lo tanto, ayudar a prevenir estos resultados no deseados. Una de las prácticas de relajación más utilizadas es el yoga y los ejercicios de respiración yóguica. La respiración yóguica, Pranayama, es un método único para equilibrar el sistema nervioso autónomo e influir en los trastornos psicológicos y los relacionados con el estrés[85]. Una forma específica de estos ejercicios de respiración es el Sudarshan Kriya Yoga (SKY), que ha demostrado tener efectos favorables en el sistema mente-cuerpo.

Influencia del cielo en las funciones fisiológicas
Modelo neurofisiológico de las vías de estimulación del nervio vago

El Cielo consiste en una secuencia específica de frecuencias respiratorias variables separadas por breves períodos de respiración normal. La respiración forzada ocurre en la naturaleza cuando un animal es derrotado en una batalla100,101 Inhibe la actividad, aumenta la perfusión cerebral, aumenta la atención y la vigilancia (a través de aferentes vaginales), ralentiza la frecuencia cardíaca, restaura la energía, previene la hipoxia/hipercapnia[86] y prepara al animal para protegerse a sí mismo.

Muchos estudios demuestran los efectos de la respiración yóguica sobre la función cerebral y los parámetros fisiológicos, pero no se han aclarado los mecanismos. Las postulaciones biológicas del modelo neurofisiológico de la estimulación del nervio vago de la respiración yóguica proponen que el SKY causa la estimulación del nervio vago (ENV) y ejerce numerosos efectos autonómicos incluyendo cambios en la frecuencia cardíaca, mejoría de la cognición en la enfermedad de Alzheimer, mejoría de la función intestinal, etc. Durante el Cielo, una secuencia de técnicas de respiración de diferentes

***El autor correspondiente Aiswarya Dileep:** Departamento de Periodoncia, Facultad de Odontología y Hospital de Rajarajeswari, Bangalore, India; correo electrónico: dileepaiswarya438@gmail.com

frecuencias, intensidades, longitudes y con asideros inspiratorios y espiratorios finales crea estímulos variados a partir de múltiples aferentes viscerales, receptores sensoriales y barorreceptores. Estos probablemente influyen en diversos grupos de fibras dentro de los nervios vagos, lo que a su vez induce cambios fisiológicos en órganos, glándulas y fibras ascendentes a los generadores talámicos, el sistema límbico y las áreas corticales. Esto puede explicar la rapidez y diversidad de los efectos de SKY, como la experiencia de calma y relajación combinada con una mayor vigilancia y atención[87]. Sudarshan Kriya puede funcionar como hiperventilación mecánica y VNS electrónico unilateral que conducen a la estimulación de los núcleos talámicos, resultando en la quietud de la corteza cerebral frontal.

La práctica de Ujjjayi hace que el practicante se sienta tranquilo. El mecanismo propuesto sería un cambio hacia el dominio parasimpático a través de la estimulación vagal. La arritmia de los senos respiratorios (RSA) se refiere a los aumentos de la frecuencia cardíaca normal durante la inspiración y a las disminuciones de la frecuencia cardíaca durante la espiración. La RSA está influenciada por la entrada simpática y vagal (parasimpática), y por la frecuencia y el volumen respiratorio. La respiración lenta del yoga induce oscilaciones de la presión arterial y exageración del RSA normal. El bajo nivel de RSA se encuentra generalmente en individuos con depresión, ansiedad, trastorno de pánico y dispepsia funcional. La respiración de Ujjjayi aumenta el RSA al aumentar las influencias parasimpáticas. Bhastrika causa activación simpática autonómica y excitación del SNC en el electroencefalograma (EEG), con activación de áreas corticales temporoparietales, produciendo ritmos que son similares a las bandas de frecuencia gamma hipotéticas para reflejar la sincronización de las asambleas neurales. La experiencia subjetiva es de excitación durante Bhastrika, seguida de calma emocional con activación mental y alerta. La práctica diaria de Bhastrika proporciona una leve estimulación simpática muy parecida al ejercicio regular, y por lo tanto puede aumentar la capacidad del sistema nervioso simpático (SNS) para responder a los estresantes agudos sin agotar rápidamente sus reservas[87] Los estudios científicos sobre el canto "Om" sugieren que la repetición mental de "Om" da como resultado un estado de alerta fisiológico, un aumento de la sensibilidad así como de la sincronicidad de ciertos biorritmos y una mayor sensibilidad a la transmisión sensorial. Para estudiar los efectos a largo plazo del SKY en la función cerebral, se registraron cambios en el EEG entre 19 practicantes del SKY y se compararon con los patrones del EEG de 16 participantes que no practicaron SKY, yoga o meditación. Se observaron aumentos significativos en la actividad beta en las regiones frontal izquierda, occipital y línea media del cerebro en los practicantes de SKY, en comparación con los controles.

***El autor correspondiente Aiswarya Dileep:** Departamento de Periodoncia, Facultad de Odontología y Hospital de Rajarajeswari, Bangalore, India; correo electrónico: dileepaiswarya438@gmail.com

Estos resultados indicaron un aumento de la concentración mental y una mayor conciencia en los practicantes de SKY. Es sorprendente observar que los practicantes de SKY mostraron una agudeza mental significativamente mayor (actividad beta) que el grupo de control de médicos e investigadores médicos, cuya profesión requiere el desarrollo y el uso diario de estas mismas habilidades[88].
En resumen, la mejora de la función autonómica, la liberación neuroendocrina, el procesamiento emocional y el vínculo social siguiendo las prácticas de SKY pueden atribuirse a la ENV y a la activación del sistema límbico, hipocampo, hipotálamo, amígdala y estrías terminales.

Estrés, trastornos de ansiedad, depresión

SKY proporcionó una "experiencia emocional correctiva" para curar las distorsiones cognitivas y las heridas emocionales profundas resultantes del trauma. SKY trata los problemas cognitivos y psicodinámicos de sentirse solo, abandonado y expulsado por la sociedad, permitiendo a los participantes reconstruir el sentido de una comunidad solidaria, tolerante e interdependiente en la que son aceptados y valorados.
La respiración yóguica puede enseñarse a grandes grupos en pocos días. La literatura de SKY informó que SKY se ha utilizado para aliviar el estrés, la ansiedad, el insomnio, la depresión y el TEPT después de desastres masivos como la guerra (Kosovo, Bosnia, Irak y Sudán), terremotos (Gujarat, terremoto en la India en el año 2000), inundaciones (Irán en 2004),116 terrorismo (Centro de Comercio Mundial de Nueva York el 11 de septiembre),[90] el tsunami del sudeste asiático (2004), y el huracán Katrina. 116] El uso de técnicas yóguicas debe ser considerado como un tratamiento complementario en la planificación de la respuesta a emergencias. El Sudarshan Kriya puede proporcionar un antídoto contra el estrés al contrarrestar fisiológicamente los efectos simpáticos. En una situación normal (en ausencia de estrés), la práctica de la respiración rápida intercalada con pausas adecuadas de respiración lenta puede proporcionar una herramienta para la relajación e imágenes vívidas. El SKY mejora rápidamente los síntomas psicológicos y fisiológicos del estrés postraumático, incluyendo insomnio, pesadillas, ansiedad, depresión, hiperactivación, sobre reactividad a los desencadenantes, re-experimentación, entumecimiento emocional, aislamiento social, pérdida de apetito y arrebatos de ira. La ansiedad, la depresión y el TEPT se asocian con la hiperactividad del SNS o la actividad errática y la subactividad del SNP. La evidencia sugiere que la respiración de yoga normaliza la actividad de la SNS y aumenta el tono del PNS según lo indica la variabilidad de la frecuencia cardíaca. [91]

***El autor correspondiente Aiswarya Dileep:** Departamento de Periodoncia, Facultad de Odontología y Hospital de Rajarajeswari, Bangalore, India; correo electrónico: dileepaiswarya438@gmail.com

Otra manera en la que el entrenamiento de SKY puede facilitar este cambio de perspectiva es a través de la conciencia y el manejo de las emociones a través de la práctica regular del Kriya. La literatura de SKY afirma, "en lugar de permitir que las emociones alteren la respiración (y causen cambios fisiológicos

En el Programa Alternativo de Violencia de Lancaster, se incluyeron los sujetos adolescentes, que eran delincuentes de delitos violentos con armas mortales, asesinatos, violaciones, robos a mano armada y amenazas terroristas contra otros. Todos ellos se sometieron a la práctica de SKY, tras la cual el Spielberger State-Trait Anxiety Inventory Test (STAI) mostró una reducción estadísticamente significativa en el nivel de ansiedad del estado. Los participantes también informaron que dormían mejor; que no reaccionaban a la provocación tan rápidamente; que no experimentaban tanta ira; que sentían menos miedo a la hora de acostarse; y en general expresaron que estaban más tranquilos. Considerando el impacto positivo de SKY en varias enfermedades psicosociales, se asume que SKY puede ser un complemento útil en el tratamiento de las fobias.

Janakiramaiah y sus colegas han demostrado que el SKY fue efectivo en el tratamiento de la depresión leve y melancólica en depresivos mayores distímicos y unipolares. Las personas deprimidas tienen una anormalidad particular en las ondas cerebrales del EEG, que se mide por la amplitud del potencial relacionado con el evento (ERP) de P300. Para el día 30, hubo un alivio significativo de la depresión en los grupos tratados con SKY, según lo medido por las escalas de amplitud P300 y depresión estándar. Para el día 90, sus P300 habían vuelto a la normalidad, lo que no se distinguía de los controles normales, y se mantuvieron estables y libres de depresión.

Varios otros estudios que incluían distímicos y melancólicos revelaron una mejoría significativa de los síntomas depresivos después de las prácticas de SKY. [91,92] También se informó que SKY ejerce efectos terapéuticos notables en el tratamiento de la distimia y las enfermedades unipolares y puede ser una alternativa más aceptable y eficaz al tratamiento médico de la distimia tanto para el tratamiento agudo como para la prevención de recaídas. Tiene la ventaja de fomentar la autonomía y la autosuficiencia del paciente, además de reducir la atención sanitaria.

Adicción al alcohol y al tabaco

El estrés está asociado con una amplia gama de cambios fisiológicos. La progresión de las enfermedades relacionadas con el alcohol y el tabaco parece estar directamente relacionada con la generación de especies reactivas de oxígeno, especies reactivas de nitrógeno y niveles reducidos de antioxidantes. [90]

***El autor correspondiente Aiswarya Dileep:** Departamento de Periodoncia, Facultad de Odontología y Hospital de Rajarajeswari, Bangalore, India; correo electrónico: dileepaiswarya438@gmail.com

En un estudio de pacientes con cáncer que habían completado su terapia estándar, los investigadores han demostrado que SKY ayudó a controlar el hábito del tabaco en el 21% de los individuos a los que se les dio seguimiento hasta los 6 meses de práctica. Se evaluó el efecto antidepresivo del SKY en 60 pacientes hospitalizados con dependencia del alcohol. Los sujetos completaron el Inventario de Depresión de Beck (BDI) antes y después de las 2 semanas de esta intervención. El cortisol en plasma matutino, la ACTH y la prolactina también se midieron antes y al final de las dos semanas. Los resultados demostraron los efectos antidepresivos del SKY en sujetos dependientes del alcohol. Las reducciones en los niveles de hormonas del estrés (cortisol y ACTH) junto con las reducciones del BDI posiblemente apoyan un mecanismo biológico de SKY en la producción de efectos beneficiosos[93].

Se estudió el efecto del SKY sobre las actividades de las enzimas antioxidantes en mujeres menopáusicas. Se compararon cuatro grupos de mujeres: 40 recibieron terapia de reemplazo hormonal (TRH), 40 recibieron 500 mg de vitamina E diariamente, 60 practicaron SKY diariamente y 50 sirvieron como controles. En sólo 30 días, el grupo SKY de mujeres menopáusicas exhibió mejores niveles de antioxidantes y se demostró que era superior a los efectos beneficiosos observados con la HRT o la vitamina E en los niveles de antioxidantes.
Un estudio anterior ha reportado que la práctica de SKY aumenta significativamente los niveles sanguíneos de SOD como un indicador del estado antioxidante y reduce el malondialdehído (MDA) en plasma, otro indicador de estrés oxidativo.

Perfiles de expresión génica en profesionales del cielo

Un estudio realizado en el All India Institute of Medical Sciences (AIIMS), Nueva Delhi, mostró un mejor estado antioxidante tanto a nivel de actividad enzimática como a nivel de ARN en los practicantes de SKY. Esto fue acompañado por una mejor regulación del estrés y un mejor estado inmunológico debido a la prolongada vida de los linfocitos mediante la regulación de los genes antiapoptóticos y de los genes de prosupervivencia en estos sujetos. Por lo tanto, se concluyó que la práctica de SKY puede ejercer efectos sobre la inmunidad, el envejecimiento, la muerte celular y la regulación del estrés a través de la regulación transcripcional.

***El autor correspondiente Aiswarya Dileep:** Departamento de Periodoncia, Facultad de Odontología y Hospital de Rajarajeswari, Bangalore, India; correo electrónico: dileepaiswarya438@gmail.com

Condiciones Médicas e Inmunidad Relacionadas con el Estrés

Gerbarg y Brown han encontrado que SKY es útil en pacientes con una amplia gama de trastornos médicos, incluyendo fatiga crónica, dolor crónico, fibromialgia, dolor de cuello y espalda, dolor en la articulación mandibular de temoro, cáncer, diabetes, esclerosis múltiple y asma. Se sabe que la reducción del estrés y la ansiedad alivia el dolor y otros síntomas relacionados con el estrés.

En un estudio realizado para evaluar los efectos del SKY sobre el perfil lipídico, la función pulmonar y la concentración de hemoglobina, se encontró una mejoría significativa en todos los parámetros de la función pulmonar en todos los sujetos durante un período de 8 días. Por lo tanto, el SKY puede tener implicaciones terapéuticas en el tratamiento complementario (no farmacológico) de las enfermedades cardiovasculares y respiratorias.

En un estudio posterior, se observaron reducciones significativas en el nivel de glucosa en sangre, colesterol total en suero, triglicéridos, MDA en plasma y lipoperoxidación en pacientes diabéticos tipo 2 después de 4 meses de práctica regular de SKY. Los autores sugirieron un potencial prometedor para el SKY como tratamiento complementario para los pacientes con diabetes. En un estudio reciente, se encontró que la práctica de SKY durante 3 y 6 semanas ayudó a un estudiante de ingeniería a superar el estrés del examen (ES) mejorando el perfil de lípidos y los parámetros hematológicos.

En un estudio que evaluó las respuestas neurofisiológicas antes, durante y después del SKY, se midió un EEG (registrado en 19 sitios corticales), electrocardiografía (EKG), variabilidad de la frecuencia cardíaca, respuesta galvánica de la piel, temperatura de la piel de las manos, pletismografía del pulso y pruebas de presión arterial. Los autores encontraron que la práctica de SKY produjo cambios significativos en todas las medidas fisiológicas. Parece que a lo largo de un período, la salud del practicante se vuelve más robusta, flexible y capaz de enfrentar los desafíos del estrés. Esto sugiere que la práctica regular de SKY puede ser una práctica de bienestar importante[134].

***El autor correspondiente Aiswarya Dileep:** Departamento de Periodoncia, Facultad de Odontología y Hospital de Rajarajeswari, Bangalore, India; correo electrónico: dileepaiswarya438@gmail.com

Las pruebas de espirometría en los practicantes regulares de SKY han mostrado una mejoría en la función pulmonar de los adultos sanos normales, lo que puede tener importancia al servir como una modalidad de tratamiento complementario complementario para la mejoría de la función pulmonar entre los pacientes con enfermedad obstructiva de las vías respiratorias, en particular los asmáticos.
En los hipertensivos leves, las prácticas de SKY han mostrado una disminución significativa en la presión arterial diastólica, la urea sérica y los aductos plasmáticos de MDA como un marcador de estrés oxidativo. El patrón de cambio en la mayoría de los parámetros del estudio fue tal que los valores por encima del rango normal se redujeron, pero los valores dentro del rango normal se mantuvieron inalterados.
Algunos autores han informado que las técnicas de reducción del estrés (práctica de SKY) podrían resultar útiles para mejorar la capacidad de ver objetos distantes y reducir la activación fisiológica del estrés durante las actividades cotidianas.

Kochupillai et al. estudiaron a pacientes con cáncer que habían completado su terapia estándar. El SKY aumentó significativamente las células asesinas naturales (NK) a las 12 y 24 semanas de la práctica en comparación con el valor inicial. No hubo efectos sobre los subconjuntos de células T después del SKY ni en el grupo de estudio ni entre los controles.

Se realizó un estudio en AIIMS para enumerar los subconjuntos de linfocitos T (células T ayudantes y supresoras) y células NK en la sangre periférica de los profesores de Art of Living (AOL), los controles normales y los pacientes de cáncer por medio de la fluidectomía, con el fin de averiguar si había algún cambio en estos grupos. Los autores observaron que el total de células T y su subconjunto de T-helper eran significativamente más altos en los profesores de AOL y en los controles normales en comparación con los pacientes de cáncer. Se observó una diferencia significativa en las células NK, que fueron significativamente más altas en los profesores de AOL en comparación con los pacientes normales y con cáncer. No se observaron diferencias significativas en la población de células NK entre sujetos normales y pacientes con cáncer. Dado que los otros factores eran los mismos en las asignaturas normales y en los profesores de AOL, las células NK más altas en los profesores de AOL se podían atribuir a la práctica de AOL (Sudarshan Kriya). Este hallazgo apoya la literatura sobre el yoga que ha encontrado que puede prevenir la supresión inmunológica después de una cirugía de cáncer de mama en etapa temprana.

Modulación de las respuestas inmunitarias en situaciones de estrés por ingeniería interna

Comunicación bidireccional entre el estrés y las respuestas inmunitarias

***El autor correspondiente Aiswarya Dileep:** Departamento de Periodoncia, Facultad de Odontología y Hospital de Rajarajeswari, Bangalore, India; correo electrónico: dileepaiswarya438@gmail.com

¿Cómo es que el estrés "entra en el cuerpo" para afectar la respuesta inmune? El sistema inmunitario es una red de glándulas, nódulos y órganos que trabajan para proteger al cuerpo de bacterias, virus, hongos y otros organismos dañinos. El sistema inmunológico requiere un suministro constante de energía y nutrientes para mantener un funcionamiento y rendimiento óptimos. Las toxinas en el medio ambiente y en nuestra alimentación, la mala alimentación, la falta de ejercicio o el exceso de ejercicio, y el estrés pueden afectar negativamente la función del sistema inmunológico y pueden causar una disminución en su actividad adecuada. El efecto del estrés sobre el sistema inmunológico está mediado por una compleja red de señales que funcionan de manera bidireccional en los sistemas nervioso, endocrino e inmunológico.

Influencia del eje suprarrenal hipotálamo-pituitario en la respuesta inmune

Las finas interacciones homeostáticas entre el hipotálamo (H) y la pituitaria (P) y las glándulas suprarrenales (A) constituyen el eje HPA que controla las reacciones al estrés y regula varios procesos corporales, incluyendo la digestión, el estado de ánimo, la sexualidad, el uso de energía y el sistema inmunológico. El núcleo paraventricular del hipotálamo sintetiza y secreta vasopresina y Hormona Liberadora de Corticotropina (HRC). Estos dos péptidos regulan el lóbulo anterior de la glándula pituitaria. CRH induce la síntesis de pro-opiomelanocortina (POMC) y la secreción de ACTH, a su vez, estimula la síntesis y secreción de hormonas esteroides suprarrenales (glucocorticoides), especialmente el cortisol, que es una hormona del estrés que afecta a muchos tejidos del cuerpo, incluyendo el cerebro. El cortisol actúa sobre dos tipos de receptores en el cerebro: los receptores mineralocorticoides y los glucocorticoides expresados por diferentes tipos de neuronas. Otro objetivo importante del cortisol es el hipocampo, que es uno de los principales centros de control del eje HPA. El cortisol actúa sobre el hipotálamo y la glándula pituitaria en un ciclo de retroalimentación negativa para suprimir la producción de CRH y ACTH. La activación del HPA durante la inflamación es un mecanismo de protección importante, ya que la inducción resultante de corticosteroides endógenos restringe la reacción inmune y media la compartimentación de los linfocitos. Las citoquinas, incluyendo Interleukin (IL)-1, IL-6, el factor de inhibición de la leucemia (LIF) y el factor de necrosis tumoral (TNF), participan como mediadores[150] Los niveles de TNF-α se han encontrado significativamente más bajos en los estudiantes que toman exámenes con altas puntuaciones de ansiedad.

***El autor correspondiente Aiswarya Dileep:** Departamento de Periodoncia, Facultad de Odontología y Hospital de Rajarajeswari, Bangalore, India; correo electrónico: dileepaiswarya438@gmail.com

Efecto de la CRH y la ACTH

La liberación de CRH del hipotálamo está influenciada por el estrés, por los niveles de cortisol en la sangre y por el ciclo de sueño y vigilia. Además de su papel en la liberación de ACTH, la CRH ocurre difusamente en el cerebro y sirve como neurotransmisor que media en la excitación simpática, proporcionando un vínculo importante entre las ramas adrenocorticales y autonómicas de la respuesta al estrés. La administración intracerebroventricular de CRH eleva las concentraciones plasmáticas de catecolamina, la presión arterial y la frecuencia cardíaca151. La CRH también inhibe la producción mediada por endotoxinas de IL-1 e IL-6 por monocitos humanos, y la ACTH suprime la producción de interferón-gamma (IFN-γ) por linfocitos humanos. [92]

Efecto de los glucocorticoides

Las hormonas glucocorticoides, al ser lipofílicas, son capaces de pasar a través de la membrana plasmática de todo tipo de células. Son capaces de inhibir citoquinas, fosfolípidos, proteasas y metabolitos de oxígeno, y por lo tanto, actuar como poderosos reguladores inmunes. receptores de glucocorticoides presentes en los macrófagos y linfocitos T, además de mediar en la regulación inmune de los glucocorticoides. Los glucocorticoides disminuyen la expresión de citoquinas al unir y activar elementos reguladores negativos en la región promotora de los genes de las citoquinas Las citoquinas disminuidas son IL-6, IL-2, IFN-γ,152 IL-3, Factor Estimulante de Colonias de Monocitos de Granulocitos (GM-CSF), TNF-α, IL-4, e IL-8.

Los glucocorticoides tienden a suprimir la inmunidad mediada por células, pero aumentan la producción de inmunoglobulina, por lo que se observa un aumento en la producción de IL-4 a todos los niveles de glucocorticoides que inhiben la producción de IL-2. Los glucocorticoides tienden a tener un sesgo favorable hacia el desarrollo de células T que producen citocinas Th2 (T-helper2). La propensión de los glucocorticoides a aumentar la producción de IL-4, IL-10 y el factor de crecimiento transformante (TGF)- β, es consistente con su sesgo selectivo hacia la respuesta de Th2. Las células T de memoria son 100 veces menos sensibles que las células T ingenuas a la inhibición por parte de los glucocorticoides, lo que aumenta la posibilidad de que los glucocorticoides desempeñen un papel más importante en la regulación de las respuestas inmunitarias primarias que de las secundarias.

Los glucocorticoides también pueden interferir con la actividad del factor nuclear Kappa B (NF-κB) al transactivar sus inhibidores. NF-κB regula muchas citoquinas producidas por macrófagos y células Th. Por lo tanto, la represión de NF-κB a nivel transcripcional puede inhibir la secreción de estas citoquinas.

***El autor correspondiente Aiswarya Dileep:** Departamento de Periodoncia, Facultad de Odontología y Hospital de Rajarajeswari, Bangalore, India; correo electrónico: dileepaiswarya438@gmail.com

Por lo tanto, los glucocorticoides estimulan inicialmente el sistema inmunológico y luego ayudan a devolverlo a la línea de base. Es sólo con los principales factores estresantes de mayor duración, o con una mayor exposición a los glucocorticoides, que el sistema inmunológico no sólo regresa a la línea de base, sino que cae en picado hacia la inmunosupresión.

Influencia del eje gonadal hipotálamo-pituitario (hpg) en la respuesta inmune

La hormona liberadora de gonadotropina (GnRH) y los esteroides sexuales juegan un papel importante en la modulación y desarrollo del sistema inmunológico.

Efecto de la GnRH

La GnRH inmunorreactiva y bioactiva se ha detectado en células T periféricas humanas (CD4+ y CD8+) y en una línea celular leucémica (Jurkat) similar a los linfocitos T. La implicación directa de la GnRH en la maduración del timo y el desarrollo de respuestas inmunitarias humorales y mediadas por células en ratas fue demostrada por primera vez por Morale et al. en 1991.

Zakharova. et al. han confirmado el papel potencial de la GnRH en la programación prenatal y postnatal de las células inmunitarias en el timo del embrión de rata. En ratas macho y hembra en proceso de envejecimiento, la disminución paralela en los sitios de unión del GnRH tímico y el peso del timo se invierte mediante un tratamiento crónico (45 días) con un potente análogo de GnRH (GnRH-N-etilamida).2 La interleucina-2 (IL-2) es una citoquina importante en la proliferación y/o activación de las células T y B. La expresión del receptor IL-2 (IL2R) se estimula en timocitos de rata y cultivos de esplenocitos incubados con GnRH nativa y sus análogos en ausencia de cualquier otro estímulo mitogénico, un efecto que es revertido por los antagonistas de la GnRH. La GnRH nativa aumenta significativamente la producción in vitro de IFN-γ por parte de las células mononucleares periféricas humanas.166 En un modelo animal de inmunodeficiencia, los niveles totales de IgG y linfocitos CD4+ aumentaron después de siete semanas de administración nativa de GnRH, invocando un efecto estimulante directo de la GnRH sobre la función inmunológica.

Sempowski et al. han demostrado que la expresión de IL-2, IL-10 e IL-14 disminuye durante el envejecimiento tímico.

***El autor correspondiente Aiswarya Dileep:** Departamento de Periodoncia, Facultad de Odontología y Hospital de Rajarajeswari, Bangalore, India; correo electrónico: dileepaiswarya438@gmail.com

Efecto de la CRH y la ACTH

La liberación de CRH del hipotálamo está influenciada por el estrés, por los niveles de cortisol en la sangre y por el ciclo de sueño y vigilia. Además de su papel en la liberación de ACTH, la CRH ocurre difusamente en el cerebro y sirve como neurotransmisor que media en la excitación simpática, proporcionando un vínculo importante entre las ramas adrenocorticales y autonómicas de la respuesta al estrés. La administración intracerebroventricular de CRH eleva las concentraciones plasmáticas de catecolamina, la presión arterial y la frecuencia cardíaca151. La CRH también inhibe la producción mediada por endotoxinas de IL-1 e IL-6 por monocitos humanos, y la ACTH suprime la producción de interferón-gamma (IFN-γ) por linfocitos humanos.

Efecto de los glucocorticoides

Las hormonas glucocorticoides, al ser lipofílicas, son capaces de pasar a través de la membrana plasmática de todo tipo de células. Son capaces de inhibir citoquinas, fosfolípidos, proteasas y metabolitos de oxígeno, y por lo tanto, actuar como poderosos reguladores inmunes. receptores de glucocorticoides presentes en los macrófagos y linfocitos T, además de mediar en la regulación inmune de los glucocorticoides. Los glucocorticoides disminuyen la expresión de citoquinas al unir y activar elementos reguladores negativos en la región promotora de los genes de las citoquinas Las citoquinas disminuidas son IL-6, IL-2, IFN-γ, IL-3, Factor Estimulante de Colonias de Monocitos de Granulocitos (GM-CSF), TNF-α, IL-4, e IL-8.

Los glucocorticoides tienden a suprimir la inmunidad mediada por células, pero aumentan la producción de inmunoglobulina, por lo que se observa un aumento en la producción de IL-4 a todos los niveles de glucocorticoides que inhiben la producción de IL-2. Los glucocorticoides tienden a tener un sesgo favorable hacia el desarrollo de células T que producen citocinas Th2 (T-helper2). La propensión de los glucocorticoides a aumentar la producción de IL-4, IL-10, y el factor de crecimiento transformante (TGF)-β, es consistente con su impartición de un sesgo selectivo hacia la respuesta Th2. Las células T de memoria son 100 veces menos sensibles que las células T ingenuas a la inhibición por parte de los glucocorticoides, lo que aumenta la posibilidad de que los glucocorticoides tengan un papel más importante en la regulación de las respuestas inmunitarias primarias que de las secundarias.
Los glucocorticoides también pueden interferir con la actividad del factor nuclear Kappa B (NF-κB) al transactivar sus inhibidores. NF-κB regula muchas citoquinas

***El autor correspondiente Aiswarya Dileep:** Departamento de Periodoncia, Facultad de Odontología y Hospital de Rajarajeswari, Bangalore, India; correo electrónico: dileepaiswarya438@gmail.com

producidas por macrófagos y células Th. Por lo tanto, la represión de NF-κB a nivel transcripcional puede inhibir la secreción de estas citoquinas.
Por lo tanto, los glucocorticoides estimulan inicialmente el sistema inmunológico y luego ayudan a devolverlo a la línea de base. Es sólo con los principales factores estresantes de mayor duración, o con una mayor exposición a los glucocorticoides, que el sistema inmunológico no sólo regresa a la línea de base, sino que cae en picado hacia la inmunosupresión.

Influencia de la ingeniería interna en los cambios relacionados con el estrés en el sistema inmunológico

La capacidad de manejar proactivamente el estrés en la vida diaria podría aliviar la activación constante del sistema endocrino, que a su vez, aumenta la eficacia del sistema inmunológico. estudios psico-inmunológicos han utilizado una serie de diversas estrategias, incluyendo la hipnosis, la relajación, el ejercicio, el acondicionamiento clásico, la auto-revelación, y la exposición al estresante fóbico para mejorar la percepción de hacer frente a la situación y la autoeficacia. Las terapias cognitivo-conductuales también se han probado con diferentes muestras de población y estas intervenciones generalmente han producido cambios positivos. En tiempos pasados, los pueblos de la antigua China y la India desarrollaron métodos de ejercicio con efectos curativos excepcionales. Aunque evolucionaron continentes aparte, el Qigong, el t'ai chi y el yoga tienen ciertas similitudes. Todos ellos pueden describirse como ejercicios de meditación y todos implican relajación y concentración, un enfoque en la respiración y un movimiento gradual y con un propósito.
Las posturas de yoga que tuercen y comprimen los órganos, ayudan a masajear y rejuvenecer los órganos y canales inmunes. La práctica del Yoga también genera una energía equilibrada, energía vital requerida por el sistema inmunológico. Otras poses clave pueden crear beneficios específicos para mejorar la función inmunológica:

Kurmasana (postura de tortuga) sostiene la glándula del timo.

Las inversiones y las curvas hacia adelante, por ejemplo, Adho Mukha Svanasana (postura de perro mirando hacia abajo) mejoran el flujo de los senos paranasales y ayudan a eliminar el moco de los pulmones.
El pecho y los abridores de pulmón, por ejemplo, Ustrasana (postura de camello), Yoga Mudra y Bhujangasana (postura de camello) también aumentan la movilidad pulmonar y eliminan los pulmones.

Las posturas restauradoras de Yoga (apoyadas y basadas en la gravedad) pueden proporcionar beneficios curativos durante períodos de baja energía.

El yoga conduce a una inhibición del área posterior o simpática del hipotálamo, optimizando así las respuestas simpáticas del cuerpo a los estímulos estresantes y

***El autor correspondiente Aiswarya Dileep:** Departamento de Periodoncia, Facultad de Odontología y Hospital de Rajarajeswari, Bangalore, India; correo electrónico: dileepaiswarya438@gmail.com

restaurando los mecanismos reguladores de los reflejos autonómicos asociados con el estrés. La actividad del sistema parasimpático puede aumentar o no verse afectada. También es bien sabido que el hipotálamo y el sistema límbico están íntimamente relacionados con las expresiones emocionales. Las prácticas yóguicas inhiben las áreas responsables del miedo, la agresividad y la rabia, y estimulan los centros de recompensa en el cerebro medio y otras áreas, conduciendo a un estado de felicidad y placer. Esto resulta en una menor ansiedad, frecuencia cardíaca, frecuencia respiratoria, presión arterial y gasto cardíaco en los estudiantes que practican yoga y meditación que en los controles.

Las prácticas yóguicas probablemente inhiben la actividad de los núcleos paraventriculares del hipotálamo, lo que a su vez afecta a la glándula pituitaria anterior para producir menos ACTH. La disminución de la corticotropina disminuye la síntesis de cortisol de las glándulas suprarrenales. La disminución de los niveles de cortisol con el yoga se ha observado en varios estudios: el entrenamiento con Qi Gong, un sistema energético chino que combina técnicas de meditación con otras prácticas, se asoció con una elevación de las células T CD4 y una mayor proporción de células CD4/CD8 en un grupo de médicos sanos que en controles sanos. El entrenamiento con Qi Gong también tiende a disminuir la ansiedad y los niveles plasmáticos de ACTH, cortisol y aldosterona[110] El cortisol también tiende a activar la feniletanolamina N-metiltransferasa (PNMT), lo cual es consecuencia de la inhibición simpática y de la disminución de la PNMT, la formación de catecolaminas disminuye. Se sabe que la disminución de los niveles de corticosteroides y catecolaminas disminuye las respuestas al estrés.

CONCLUSIÓN: Aunque todavía no está claro hasta qué punto estos cambios inmunológicos positivos se traducen en mejoras concretas en aspectos relevantes de la salud (alteraciones en la incidencia, gravedad o duración de las enfermedades infecciosas o malignas), las pruebas preliminares son prometedoras. 216 Los autores concluyen, por lo tanto, que el estrés tiende a tener un impacto negativo en el sistema inmunológico y hace que una persona sea más vulnerable a las enfermedades. Controlar el estrés, especialmente el estrés crónico o de larga duración (aunque no sea intenso), mediante la práctica de diversas técnicas de relajación, puede ayudar a las personas a superar otras comorbilidades asociadas con las enfermedades y a tener una mejor calidad de vida incluso durante los períodos de estrés.

***El autor correspondiente Aiswarya Dileep:** Departamento de Periodoncia, Facultad de Odontología y Hospital de Rajarajeswari, Bangalore, India; correo electrónico: dileepaiswarya438@gmail.com

REFERENCIAS

1. Ankerberg J, Weldon J. Yoga. Enciclopedia de la Creencia de la Nueva Era. In: Eugene OR, editor. Estados Unidos: Harvest House Publishers. 1996:593-610.
2. Sengupta P. Health impacts of yoga and pranayama: A state-of-the-art review. Revista internacional de medicina preventiva. 2012 Jul;3(7):444.
3. Barnes PM, Powell-Griner E, McFann K, Nahin RL. Uso de medicina complementaria y alternativa en adultos: Estados Unidos, 2002. InSeminars in integrative medicine 2004 Jun 1 (Vol. 2, No. 2, pp. 54-71). WB Saunders.
4. Cannon WB. La sabiduría del cuerpo.
5. Selye H. El estrés de la vida. 1956.
6. Beecher HK. Medición de las respuestas subjetivas: efectos cuantitativos de las drogas.
7. Hammen C. Estrés y depresión. Annu. Rev. Clin. Psychol.. 2005 Apr 27;1:293-319.
8. Kessler RC. Los efectos de los eventos estresantes de la vida sobre la depresión. Revisión anual de psicología. 1997 Feb;48(1):191-214.
9. Krishnan V, Nestler EJ. La neurobiología molecular de la depresión. Naturaleza 2008: 455: 894–902.
10. Goetzel RZ, Pei X, Tabrizi MJ, Henke RM, Kowlessar N, Nelson CF, Metz RD. Diez factores de riesgo modificables para la salud están relacionados con más de una quinta parte del gasto en atención médica del empleador y los empleados. Asuntos de Salud. 2012 Nov 1;31(11):2474-84.
11. Mavrides N, Nemeroff C. Treatment of depression in cardiovascular disease. Depresión y ansiedad. 2013 Abr;30(4):328-41.
12. Park M, Katon WJ, Wolf FM. Depresión y riesgo de mortalidad en personas con diabetes: un metanálisis y una revisión sistemática. Psiquiatría hospitalaria general. 2013 Mayo 1;35(3):217-25.
13. Wyman L, Crum RM, Celentano D. Depressed mood and cause-specific mortality: a 40-year general community assessment. Anales de epidemiología. 2012 Sep 1;22(9):638-43.
14. Chida Y, Hamer M, Wardle J, Steptoe A. ¿Contribuyen los factores psicosociales relacionados con el estrés a la incidencia y supervivencia del cáncer? Nature Reviews Clinical Oncology. 5(8):466. 2008 Ago;5(8):466.
15. Mitsonis, C.I., Zervas, I.M., Mitropoulos, P.A., Dimopoulos, N.P., Soldatos, C.R., Potagas, C.M. y Sfagos, C.A., 2008. The impact of stressful life events on risk of recapse in women with multiple sclerosis: a prospective study. European Psychiatry, 23(7), pp.497-504.

***El autor correspondiente Aiswarya Dileep:** Departamento de Periodoncia, Facultad de Odontología y Hospital de Rajarajeswari, Bangalore, India; correo electrónico: dileepaiswarya438@gmail.com

16. Rozanski, A., Blumenthal, J.A., Davidson, K.W., Saab, P.G. y Kubzansky, L., 2005. La epidemiología, la fisiopatología y el manejo de los factores de riesgo psicosocial en la práctica cardiaca: el campo emergente de la cardiología conductual. Journal of the american college of cardiology, 45(5), pp.637-651.
17. Rugulies R. Depression as a predictor for coronary heart disease: a review and meta-analysis1. Revista americana de medicina preventiva. 2002 Jul 1;23(1):51-61.
18. Sullivan MD, O'connor P, Feeney P, Hire D, Simmons DL, Raisch DW, Fine LJ, Narayan KV, Ali MK, Katon WJ. La depresión predice la mortalidad por todas las causas: evaluación epidemiológica a partir del subestudio ACCORD HRQL. Atención a la diabetes. 2012 Mayo 21:DC_111791.
19. Wulsin LR, Vaillant GE, Wells VE. Una revisión sistemática de la mortalidad de la depresión. Medicina psicosomática. 1999 Enero 1;61(1):6-17.
20. Guerry JD, Hastings PD. En busca de desregulación del eje HPA en la depresión infantil y adolescente. Revisión clínica de la psicología infantil y familiar. 2011 Jun 1;14(2):135-60.
21. Heim C, Newport DJ, Mletzko T, Miller AH, Nemeroff CB. The link between childhood trauma and depression: insights from HPA axis studies in humans. Psiconeuroendocrinología. 2008 Jul 1;33(6):693-710.
22. Joëls M., Baram TZ. La neuro-sinfonía del estrés. La naturaleza revisa la neurociencia. 10(6):459 de junio de 2009.
23. Miller AH, Maletic V, Raison CL. Inflamación y sus descontentos: el papel de las citoquinas en la fisiopatología de la depresión mayor. Psiquiatría biológica. 1 de mayo de 2009;65(9):732-41.
24. Shelton RC, Claiborne J, Sidoryk-Wegrzynowicz M, Reddy R, Aschner M, Lewis DA, Mirnics K. Alteración de la expresión de los genes implicados en la inflamación y la apoptosis en la corteza frontal en la depresión mayor. Psiquiatría molecular. 2011 Jul;16(7):751.
25. Monteiro da Silva AM, Oakley DA, Newman HN, Nohl FS, Lloyd HM. Factores psicosociales y aparición de la periodontitis progresiva en adultos. Revista de periodoncia clínica. 1996 Ago;23(8):789-94.
26. Banasr M, Valentine GW, Li XY, Gourley SL, Taylor JR, Duman RS. El estrés crónico impredecible disminuye la proliferación celular en la corteza cerebral de la rata adulta. Psiquiatría biológica. 2007 sep 1;62(5):496-504.

***El autor correspondiente Aiswarya Dileep:** Departamento de Periodoncia, Facultad de Odontología y Hospital de Rajarajeswari, Bangalore, India; correo electrónico: dileepaiswarya438@gmail.com

27. Duman RS, Monteggia LM. Un modelo neurotrófico para los trastornos del estado de ánimo relacionados con el estrés. Psiquiatría biológica. 2006 Jun 15;59(12):1116-27.
28. Duman RS, Voleti B. Signaling pathways underlying the pathophysiology and treatment of depression: novel mechanisms for rapid-acting agents. Tendencias en neurociencias. 2012 Ene 1;35(1):47-56.
29. Krishnan V, Nestler EJ. La neurobiología molecular de la depresión. Naturaleza. 2008 Oct 15;455(7215):894.
30. McEwen BS. Efectos centrales de las hormonas del estrés en la salud y la enfermedad: Comprender los efectos protectores y perjudiciales del estrés y de los mediadores del estrés. Revista europea de farmacología. 2008 abr 7;583(2-3):174-85.
31. Shansky RM, Morrison JH. Remodelación dendrítica inducida por el estrés en la corteza prefrontal media: efectos del circuito, hormonas y descanso. Investigación del cerebro. 2009 Oct 1;1293:108-13.
32. Lu XT, Zhao YX, Zhang Y, Jiang F. Psychological stress, vascular inflammation and atherogenesis: potential roles of circululating cytokines. J Cardiovasc Pharmacol 2013: 62:6 – 12.
33. Centros para el Control y la Prevención de Enfermedades (CDC. Depresión actual entre adultos--- Estados Unidos, 2006 y 2008. MMWR. Informe semanal de morbilidad y mortalidad. 2010 Oct 1;59(38):1229.
34. Tsui AS. 2012 Dirección presidencial-En la compasión en la beca: ¿Por qué debería importarnos? Academia de Revisión de Gestión. 2013 Abr;38(2):167-80.
35. Rasmussen Jr, A.F., Marsh, J.T. y Brill, N.Q., 1957. Aumento de la susceptibilidad al herpes simple en ratones sometidos a estrés de evitación-aprendizaje o restricción. Proceedings of the society for experimental biology and medicine, 96(1), pp.183-189.
36. Amkraut AA, Solomon GF, Kraemer HC. Estrés, experiencia temprana y artritis inducida por coadyuvantes en la rata. Medicina Psicosomática. 1971 Mayo.
37. Irwin MR. Psiconeuroinmunología humana: 20 años de descubrimientos. Cerebro, comportamiento e inmunidad. 2008 Feb 1;22(2):129-39.
38. Joëls M., Baram TZ. La neuro-sinfonía del estrés. La naturaleza revisa la neurociencia. 10(6):459 de junio de 2009.
39. Glaser R, Kiecolt-Glaser J. El estrés daña el sistema inmunológico y la salud. Medicina de descubrimiento. 2009 Jul 18;5(26):165-9.

***El autor correspondiente Aiswarya Dileep:** Departamento de Periodoncia, Facultad de Odontología y Hospital de Rajarajeswari, Bangalore, India; correo electrónico: dileepaiswarya438@gmail.com

40. Segerstrom SC, Miller GE. Psychological stress and the human immune system: a meta-analytic study of 30 years of inquiry. Boletín psicológico. 2004 Jul;130(4):601.
41. Biondi M., Zannino LG. Psychological stress, neuroimmunomodulation, and susceptibility to infectious diseases in animals and man: a review. Psicoterapia y Psicosomática. 1997;66(1):3-26.
42. Cohen S, Tyrrell DA, Smith AP. Estrés psicológico y susceptibilidad al resfriado común. New England Journal of Medicine. 1991 Ago 29;325(9):606-12.
43. Pedersen A, Zachariae R, Bovbjerg DH. Influencia del estrés psicológico en la infección de las vías respiratorias superiores: un metanálisis de estudios prospectivos. Medicina psicosomática. 2010 Oct 1;72(8):823-32.
44. Genco RJ, Ho AW, Grossi SG, Dunford RG, Tedesco LA. Relación entre el estrés, la angustia y las conductas inadecuadas para sobrellevar la enfermedad periodontal. Revista de periodoncia. 1999 Jul;70(7):711-23.
45. Glaser R, Kiecolt-Glaser JK, Bonneau RH, Malarkey W, Kennedy S, Hughes J. Modulación inducida por el estrés de la respuesta inmune a la vacuna recombinante contra la hepatitis B. Medicina Psicosomática. 1992 Enero 1;54(1):22-9.
46. Kiecolt-Glaser, J.K., Glaser, R., Gravenstein, S., Malarkey, W.B. y Sheridan, J., 1996. El estrés crónico altera la respuesta inmunológica a la vacuna contra el virus de la influenza en adultos mayores. Proceedings of the National Academy of Sciences, 93(7), pp.3043-3047.
47. Wong SY, Wong CK, Chan FW, Chan PK, Ngai K, Mercer S, Woo J. Estrés psicosocial crónico: ¿modula la inmunidad a la vacuna contra la gripe en los cuidadores ancianos chinos de Hong Kong? Edad. 2013 Ago 1;35(4):1479-93.
48. Caserta MT, O'Connor TG, Wyman PA, Wang H, Moynihan J, Cross W, Tu X, Jin X. Las asociaciones entre el estrés psicosocial y la frecuencia de la enfermedad, y la función inmunitaria innata y adaptativa en los niños. Cerebro, comportamiento e inmunidad. 2008 Ago 1;22(6):933-40.
49. Nadkarni RB, Fristad MA. Estrés y apoyo para los padres de jóvenes con trastorno bipolar. La revista israelí de psiquiatría y ciencias afines. 2012;49(2):104.
50. Vedhara K, Bennett PD, Clark S, Lightman SL, Shaw S, Perks P, Hunt MA, Philip JM, Tallon D, Murphy PJ, Jones RW. Mejora de las respuestas de los anticuerpos a la vacunación contra la gripe en los ancianos después de una

***El autor correspondiente Aiswarya Dileep:** Departamento de Periodoncia, Facultad de Odontología y Hospital de Rajarajeswari, Bangalore, India; correo electrónico: dileepaiswarya438@gmail.com

intervención de manejo del estrés cognitivo-conductual. Psicoterapia y psicosomática. 2003;72(5):245-52.

51. Slots J. Herpesviral-bacterial interactions in periodontal diseases. Periodontol 2000 2010: 52: 117–140
52. Kiecolt-Glaser JK, Page GG, Marucha PT, MacCallum RC, Glaser R. Psychological influences sobre recuperación quirúrgica. Perspectivas desde la psiconeuroinmunología. Am Psychol 1998: 53: 1209-1218
53. Broadbent E, Petrie KJ, Alley PG, Booth RJ. El estrés psicológico perjudica la reparación temprana de la herida después de la cirugía. Psychosom Med 2003: 65: 865-869.
54. Kiecolt-Glaser JK, Loving TJ, Stowell JR, Malarkey WB, Lemeshow S, Dickinson SL, Glaser R. Interacciones maritales hostiles, proinflammatory producción de citocinas y cicatrización de heridas. Arch Gen Psychiatry 2005: 62: 1377-1384
55. Marucha PT, Kiecolt-Glaser JK, Favagehi M. La cicatrización de la herida mucosa se ve afectada por el estrés del examen. Psychosom Med 1998: 60: 362-365.
56. Glaser R, Kiecolt-Glaser JK, Marucha PT, MacCallum RC, Laskowski BF, Malarkey WB. Stress-related changes in proinflammatory producción de citoquinas en heridas. Arch Gen Psychiatry 1999: 56: 450-456.
57. Ebrecht M, Hextall J, Kirtley LG, Taylor A, Dyson M, Weinman J. El estrés percibido y los niveles de cortisol predicen la velocidad de cicatrización de las heridas en hombres adultos sanos. Psychoneuroendocrinology 2004: 29: 798-809.
58. Godbout JP, Glaser R. Stress-induced immune dysregulation: implications for wound healing, infectious disease and cancer. J Neuroimmune Pharmacol 2006: 1: 421-427.
59. Ala42S100A8 mejora la curación de heridas cutáneas afectadas por el estrés psicológico. Brain Behav Immun 2009: 23: 755-759.
60. Rojas IG, Padgett DA, Sheridan JF, Marucha PT. Susceptibilidad inducida por el estrés a la infección bacteriana durante la cicatrización de heridas cutáneas. Brain Behav Immun 2002: 16: 74 -84. 110.
61. Bosch JA, Engeland CG, Cacioppo JT, Marucha PT. Los síntomas depresivos predicen la cicatrización de heridas en la mucosa. Psychosom Med 2007: 69: 597–605.
62. Webster Marketon JI, Glaser R. Hormonas de estrés y función inmune. Cell Immunol 2008: 252: 16-26.

***El autor correspondiente Aiswarya Dileep:** Departamento de Periodoncia, Facultad de Odontología y Hospital de Rajarajeswari, Bangalore, India; correo electrónico: dileepaiswarya438@gmail.com

63. Ader R, Cohen N, Felten D. Psychoneuroimmunology: interactions between the nervous system and the immune system. Lancet 1995: 345: 99 -103. 3. Aleksejuniene J, Holst D, Eriksen HM, Gjermo P. Psychosocial
64. Glaser R, Kiecolt-Glaser JK. Stress-induced immune dysfunction: implications for health. Nat Rev Immunol 2005: 5: 243-251.
65. Silverman MN, Sternberg EM. Regulación glucocorticoide de inflammation y sus correlatos funcionales: del eje HPA a la disfunción del receptor glucocorticoide. Ann N Y Acad Sci 2012: 1261: 55 –63
66. Cannon JG. Inflammatory citoquinas en estado no patológico. Noticias Physiol Sci 2000: 15: 298-303.
67. Dantzer R, O'Connor JC, Freund GG, Johnson RW, Kelley KW. De inflammation a la enfermedad y la depresión: cuando el sistema inmunológico subyuga al cerebro. Nat Rev. Neurosci 2008: 9: 46 –56. 34.
68. Bianchi ME. HUMEDADES, PAMPAS y alarmas: todo lo que necesitamos saber sobre el peligro. J Leukoc Biol 2007: 81:1–5.
69. Silverman MN, Sternberg EM. Regulación glucocorticoide de inflammation y sus correlatos funcionales: del eje HPA a la disfunción del receptor glucocorticoide. Ann N Y Acad Sci 2012: 1261: 55 –63. 123.
70. Chrousos GP. Estrés y trastornos del sistema de estrés. Nat Rev Endocrinol 2009: 5: 374–381.
71. Chrousos GP. Estrés y sexo versus inmunidad y inflammation Sci Signal 2010: 3: pe36.
72. Maes M, Berk M, Goehler L, Song C, Anderson G, Gałecki P, Leonard B. La depresión y el comportamiento enfermizo son las respuestas de Janus a los caminos compartidos en inflammatory BMC Med 2012: 10: 66.
73. Rohleder N. Acute and chronic stress induced changes in sensitivity of peripheral inflammatory pathways to the signals of multiple stress systems - 2011 Curt Richter Award Winner. Psiconeuroendocrinología 2012: 37: 307–316.
74. Chrousos GP, Kino T. Redes de acción de glucocorticoides y trastornos psiquiátricos y/o somáticos complejos. Estrés 2007: 10: 213–219.
75. Cole SW, Arevalo JM, Takahashi R, Sloan EK, Lutgendorf SK, Sood AK, Sheridan JF, Seeman TE. Computational identification de la interacción genético-ambiental en el locus IL6 humano. Proc Natl Acad Sci U.S.A 2010: 107: 5681–5686.
76. Laine ML, Moustakis V, Koumakis L, Potamias G, Loos BG. Modelar la susceptibilidad a la periodontitis. J Dent Res 2013: 92: 45–50.

***El autor correspondiente Aiswarya Dileep:** Departamento de Periodoncia, Facultad de Odontología y Hospital de Rajarajeswari, Bangalore, India; correo electrónico: dileepaiswarya438@gmail.com

77. Van Dyke TE, Sheilesh D. Factores de riesgo para la periodontitis. Journal of the International Academy of Periodontology 2005: 7:3 -7. 133.
78. Freeman R., Goss S. Stress measures as predictors of periodontal diseasee-a preliminary communication. Community Dent Oral Epidemiol 1993: 21: 176-177.
79. Davies RM, Smith RG, Porter SR. Formas destructivas de la enfermedad periodontal en adolescentes y adultos jóvenes. Br Dent J 1985: 158: 429–436
80. Aleksejuniene J, Holst D, Eriksen HM, Gjermo P. Psychosocial stress, lifestyle and periodontal health. J Clin Periodontol 2002: 29: 326-335.
81. Peruzzo DC, Benatti BB, Ambrosano GM, Nogueira-Filho GR, Sallum EA, Casati MZ, Nociti FH Jr. Una revisión sistemática de los factores de estrés y psicológicos como posibles factores de riesgo para la enfermedad periodontal. J Periodontol 2007: 78: 1491–1504.
82. Rai B, Kaur J, Anand SC, Jacobs R. Marcadores de estrés salival, estrés y periodontitis: un estudio piloto. J Periodontol 2011: 82: 287–292
83. Doyle CJ, Bartold PM. ¿Cómo funciona el estrés influence periodontitis? J Int Acad Periodontol 2012: 14: 42 –49. 38. Duman RS, Monteggia LM.
84. Johannsen A, Rydmark I, Soder B, Asberg M. Gingival inflammation, aumento de la profundidad de la bolsa periodontal y elevación de la interleucina-6 en la crevícula gingival fluid de mujeres deprimidas con licencia por enfermedad de larga duración. J Periodontal Res 2007: 42: 546–552.
85. Moss ME, Beck JD, Kaplan BH, Offenbacher S, Weintraub JA, Koch GG, Genco RJ, Machtei EE, Tedesco LA. Análisis exploratorio caso-control de factores psicosociales y periodontitis en adultos. J Periodontol 1996: 67: 1060-1069.
86. Genco RJ, Ho AW, Grossi SG, Dunford RG, Tedesco LA. Relación entre el estrés, la angustia y las conductas inadecuadas para sobrellevar la enfermedad periodontal. J Periodontol 1999: 70: 711-723
87. Johannsen A, Rydmark I, Soder B, Asberg M. Gingival inflammation, aumento de la profundidad de la bolsa periodontal y elevación de la interleucina-6 en la crevícula gingival fluid de mujeres deprimidas con licencia por enfermedad de larga duración. J Periodontal Res 2007: 42: 546–552
88. Breivik T, Gundersen Y, Myhrer T, Fonnum F, Osmundsen H, Murison R, Gjermo P, von H€orsten S, Opstad PK. Aumento de la susceptibilidad a la periodontitis en un modelo animal de depresión: revertido por el tratamiento

***El autor correspondiente Aiswarya Dileep:** Departamento de Periodoncia, Facultad de Odontología y Hospital de Rajarajeswari, Bangalore, India; correo electrónico: dileepaiswarya438@gmail.com

crónico con el antidepresivo tianeptina. J Clin Periodontol 2006: 33: 469–477.

89. Persson GR, Persson RE, MacEntee CI, Wyatt CC, Hollender LG, Kiyak HA. Periodontitis y riesgo percibido de periodontitis en ancianos con evidencia de depresión. J Clin Periodontol 2003: 30: 691–696.
90. Anttila SS, Knuuttila ML, Sakki TK. Relación de los síntomas depresivos con la edentulencia, la salud dental y el comportamiento de la salud dental. Acta Odontol Scand 2001: 59: 406-412
91. Rosania AE, Low KG, McCormick CM, Rosania DA. Estrés, depresión, cortisol y enfermedad periodontal. J Periodontol 2009: 80: 260–266.
92. Mannem S, Chava VK. The effect of stress on periodontitis: a clinicobiochemical study. J Indian Soc Periodontol 2012: 16: 365–369.
93. Bailey MT, Kinsey SG, Padgett DA, Sheridan JF, Leblebicioglu B. El estrés social mejora la producción de IL-1beta y TNF-alfa por las células CD11b+ estimuladas con acáridos de Porphyromonas gingivalis lipopolys. Comportamiento Físico 2009: 98: 351–358
94. Elter JR, White BA, Gaynes BN, Bader JD. Relación de la depresión clínica con el resultado del tratamiento periodontal. J Periodontol 2002: 73: 441-449.

***El autor correspondiente Aiswarya Dileep:** Departamento de Periodoncia, Facultad de Odontología y Hospital de Rajarajeswari, Bangalore, India; correo electrónico: dileepaiswarya438@gmail.com

CAPÍTULO 2

MEDICINA INTEGRADA,[INGENIERÍA INTERNA], DIABETES MALLIETUS Y PERIODONCIA

Aiswarya Dileep*1, Krishna Kripal1

1Department *of Periodontology, Rajarajeswari Dental College and Hospital, Bangalore, India*

Resumen: La diabetes mellitus es un grupo clínica y genéticamente heterogéneo de trastornos metabólicos que se manifiestan por niveles anormalmente altos de glucosa en la sangre. La hiperglucemia es el resultado de una deficiencia de la secreción de insulina causada por la disfunción pancreática o de la resistencia a la acción de la insulina en el hígado y los músculos, o de una combinación de éstos. Con frecuencia, este desajuste metabólico se asocia con alteraciones en el metabolismo de los adipocitos. La diabetes es un síndrome y ahora se reconoce que la hiperglucemia crónica produce daños a largo plazo en diferentes órganos, incluyendo el corazón, los ojos, los riñones, los nervios y el sistema vascular.

Palabras clave: Diabetes maligno, Hiperglucemia, Ingeniería Interna

INTRODUCCIÓN:

Existen varias etiologías para la diabetes y aunque es importante establecer el tipo de diabetes para cada paciente, comprender la fisiopatología de las diversas formas de la enfermedad es la clave para un tratamiento adecuado. La clasificación actual de la diabetes se basa en la fisiopatología de cada forma de la enfermedad. La acción fisiológica de la insulina La glucosa plasmática se regula en un rango relativamente estrecho (55-165 mg/dl) durante 24 h, a pesar de las grandes fluctuaciones en el suministro y consumo de glucosa. La insulina es el principal regulador de la homeostasis de la glucosa, pero también desempeña un papel fundamental en el metabolismo de las grasas y proteínas. La producción y secreción de insulina aumenta con la ingestión de alimentos y disminuye con la privación de alimentos. La hormona tiene efectos importantes sobre los músculos, el tejido adiposo y el hígado. La insulina permite que la glucosa del torrente sanguíneo entre en los tejidos diana donde se utiliza la glucosa como fuente de energía.

El receptor de insulina es una proteína heterotetrameral compuesta por dos extracelulares αsubunits y dos transmembranas β-subunits. La unión del ligando al αsubunit del receptor de insulina estimula la actividad de la tirosina cinasa intrínseca al βsubunit del receptor. Amplios estudios han indicado que la capacidad del receptor para autofosforilar y fosforilar sustratos intracelulares es esencial para su mediación de las complejas respuestas celulares a la insulina[1].

La insulina es secretada por la célula β del páncreas directamente en la circulación del portal. La insulina suprime la producción de glucosa hepática al estimular la

***El autor correspondiente Aiswarya Dileep:** Departamento de Periodoncia, Facultad de Odontología y Hospital de Rajarajeswari, Bangalore, India; correo electrónico: dileepaiswarya438@gmail.com

síntesis de glucógeno e inhibir la glucogenolisis y la gluconeogénesis, disminuyendo así el flujo de precursores gluconeogénicos y ácidos grasos libres al hígado. En la diabetes tipo 2, el aumento de las tasas de producción de glucosa hepática resulta en el desarrollo de hiperglucemia manifiesta, especialmente hiperglucemia en ayunas. En condiciones basales, aproximadamente el 50% de toda la utilización de glucosa ocurre en el cerebro, que es independiente de la insulina. Otro 25% de la absorción de glucosa se produce en el área esplénica (hígado y tejidos gastrointestinales) y también es independiente de la insulina[2]. El 25% restante del metabolismo de la glucosa en estado post-absorbente tiene lugar en los tejidos insulinodependientes, principalmente en los músculos. Aproximadamente el 85% de la producción endógena de glucosa se deriva del hígado, y el resto lo produce el riñón. Aproximadamente la mitad de la producción de glucosa hepática basal se deriva de la glucogenólisis y la otra mitad de la gluconeogénesis[3]. La insulina es una hormona anabólica que promueve la síntesis de lípidos y suprime su degradación. Además de promover la lipogénesis en el hígado, la insulina también estimula las enzimas de síntesis de lípidos (sintasa de ácidos grasos, acetil-coenzima A carboxilasa) e inhibe la lipólisis en el tejido adiposo. El efecto anti-lipólisis de la insulina está mediado principalmente por la inhibición de la lipasa sensible a las hormonas.

Diabetes tipo 2

Esta forma de diabetes se definía anteriormente como diabetes no insulinodependiente. Ahora se sabe que los pacientes diabéticos de tipo 2 tienen resistencia a la insulina, lo que altera la utilización de insulina producida endógenamente en las células diana. Los pacientes de tipo 2 también han alterado la producción de insulina. En muchos pacientes, especialmente en las primeras etapas de la enfermedad, la producción de insulina aumenta, lo que resulta en hiperinsulinemia. A medida que la afección progresa, la producción de insulina a menudo disminuye y los pacientes tienen una deficiencia relativa de insulina en asociación con la resistencia periférica a la insulina[4]. Sin embargo, la destrucción autoinmune de las células β no ocurre, y los pacientes conservan la capacidad de producir algo de insulina. Esto disminuye la incidencia de cetoacidosis en personas con diabetes tipo 2 en comparación con las personas con diabetes tipo 1, pero la cetoacidosis puede ocurrir en asociación con el estrés de otra enfermedad como una infección.

La resistencia a la insulina puede mejorar con la reducción de peso y/o el tratamiento farmacológico, pero rara vez se restablece a la normalidad. Además de la fuerte predisposición genética, que aún no está claramente identificada, el riesgo de desarrollar esta forma de diabetes aumenta con la edad, la obesidad, los antecedentes de diabetes gestacional y la falta de actividad física.

Diabetes tipo 1

***El autor correspondiente Aiswarya Dileep:** Departamento de Periodoncia, Facultad de Odontología y Hospital de Rajarajeswari, Bangalore, India; correo electrónico: dileepaiswarya438@gmail.com

La aparición de la diabetes tipo 1 suele ser bastante abrupta en comparación con la diabetes tipo 2. Los signos y síntomas clásicos de la diabetes son poliuria, polidipsia y polifagia; sin embargo, pueden estar presentes otros. 6] La hiperglucemia sostenida causa diuresis osmótica, lo que conduce a poliuria. Este aumento de la micción provoca una pérdida de glucosa, agua libre y electrolitos en la orina, con la consiguiente polidipsia. La hipotensión postural puede estar presente como consecuencia de la disminución del volumen plasmático y se puede presentar debilidad como resultado del desgaste de potasio y el catabolismo de las proteínas musculares. La pérdida de peso a menudo se produce a pesar de la excesiva sensación de hambre (polifagia) del paciente y de la frecuente ingesta de alimentos. La visión borrosa es una consecuencia de la exposición del cristalino y la retina al estado hiperosmolar.

- **Polyuria (excessive urination)**
- **Polydipsia (excessive thirst)**
- **Polyphagia (excessive hunger)**
- **Unexplained weight loss**
- **Changes in vision**
- **Fatigue, weakness**
- **Irritability**
- **Nausea**
- **Dry mouth**
- **Ketoacidosis***

*Ketoacidosis is usually associated with severe hyperglycemia and occurs mainly in type 1 diabetes.

Tabla-2.1 Signos y síntomas de Diabetes Mallietus

Formación avanzada de productos finales de glicación

En las personas con hiperglucemia sostenida, las proteínas se glican para formar productos finales de glicación avanzada. 7] La formación de estas proteínas estables que contienen carbohidratos es un vínculo importante entre las diversas complicaciones diabéticas. Los productos finales de glicación avanzada se forman sobre el colágeno, un componente importante de la matriz extracelular en todo el cuerpo[8]. En la pared del

***El autor correspondiente Aiswarya Dileep:** Departamento de Periodoncia, Facultad de Odontología y Hospital de Rajarajeswari, Bangalore, India; correo electrónico: dileepaiswarya438@gmail.com

vaso sanguíneo, se acumula colágeno modificado con producto final de glicación avanzada, engrosando la pared del vaso y estrechando la luz. Este colágeno vascular modificado puede inmovilizar y entrecruzar covalentemente las lipoproteínas de baja densidad circulantes, provocando una acumulación de lipoproteínas de baja densidad y contribuyendo a la formación de ateroma en los grandes vasos sanguíneos. La formación de productos finales de glicación avanzada se produce tanto en las arterias centrales como en las periféricas y se cree que contribuye en gran medida a las complicaciones macrovasculares de la diabetes, en parte mediante la regulación de las moléculas de adhesión vascular. La modificación del colágeno mediante productos finales de glicación avanzada también ocurre en la membrana basal de los pequeños vasos sanguíneos, aumentando el grosor de la membrana basal y alterando el transporte homeostático normal a través de la membrana.
Los productos finales de glicación avanzada tienen efectos significativos a nivel celular, afectando las interacciones célula-célula, célula-matriz y matriz-matriz. En la superficie de las células musculares lisas, células endoteliales, neuronas, monocitos y macrófagos se encuentra un receptor para productos finales de glicación avanzada (conocido como RAGE)[9]. La hiperglucemia resulta en una mayor expresión de este receptor para los productos finales de glicación avanzada y en un aumento de las interacciones entre los productos finales de glicación avanzada y su receptor en el endotelio, causando un aumento de la permeabilidad vascular y la formación de trombo. Estas interacciones en la superficie celular de los monocitos inducen un aumento del estrés oxidante celular y activan el factor de transcripción factor nuclear-κB, alterando el fenotipo del monocito/macrófago y resultando en un aumento de la producción de citoquinas pro-inflamatorias como la interleucina-1 y el factor de necrosis tumoral-α Estas citoquinas contribuyen a procesos inflamatorios crónicos en la formación de lesiones ateromatosas[10].

Diabetes y salud bucal/periodontal

Influencia de la diabetes en la salud bucodental El impacto de la diabetes mellitus en la cavidad bucodental ha sido bien investigado, y sólo se revisará brevemente. Una gran cantidad de evidencia demuestra que la diabetes es un factor de riesgo para la gingivitis y la periodontitis. El grado de control glucémico es una variable importante en la relación entre la diabetes y las enfermedades periodontales, con una mayor prevalencia y gravedad de la inflamación gingival y la destrucción periodontal en aquellos con un control deficiente[11]. Grandes estudios epidemiológicos han demostrado que la diabetes aumenta el riesgo de pérdida ósea alveolar y de pérdida de la unión aproximadamente el triple en comparación con los individuos no diabéticos. Estos resultados han sido confirmados en meta-análisis de estudios en varias poblaciones diabéticas. En los análisis longitudinales, la diabetes aumenta el riesgo de pérdida ósea progresiva y de pérdida del apego con el tiempo. El grado de control glucémico es probable que sea un factor importante para determinar el riesgo. Por ejemplo, en un gran

***El autor correspondiente Aiswarya Dileep:** Departamento de Periodoncia, Facultad de Odontología y Hospital de Rajarajeswari, Bangalore, India; correo electrónico: dileepaiswarya438@gmail.com

estudio epidemiológico en los Estados Unidos (NHANES III), los adultos con diabetes mal controlada tenían un riesgo 2.9 veces mayor de tener periodontitis en comparación con los no diabéticos; por el contrario, los sujetos con diabetes bien controlada no tenían un aumento significativo en el riesgo de periodontitis[12]. De manera similar, los sujetos diabéticos tipo 2 mal controlados tuvieron un aumento de 11 veces en el riesgo de pérdida ósea alveolar durante un período de 2 años en comparación con los sujetos de control no diabéticos. Por otro lado, los pacientes de tipo 2 bien controlados no tuvieron un aumento significativo del riesgo de pérdida ósea longitudinal en comparación con los controles no diabéticos.

Muchos de los mecanismos por los que la diabetes influye en el periodonto son similares a la fisiopatología de las clásicas complicaciones diabéticas microvasculares y macrovasculares. Existen pocas diferencias en la microbiota subgingival entre pacientes diabéticos y no diabéticos con periodontitis[13]. Esto sugiere que las alteraciones en la respuesta inmunoinflamatoria del huésped pueden desempeñar un papel predominante. La diabetes puede resultar en un deterioro de la adherencia a los neutrófilos, quimiotaxis y fagocitosis, lo que puede facilitar la persistencia bacteriana en la bolsa periodontal y aumentar significativamente la destrucción periodontal. Aunque los neutrófilos son a menudo hipofuncionales en la diabetes, estos pacientes pueden tener un fenotipo de monocitos/macrófagos hipersensibles, lo que resulta en un aumento significativo de la producción de citoquinas y mediadores pro-inflamatorios. Esta respuesta hiperinflamatoria resulta en niveles elevados de citoquinas pro-inflamatorias en el líquido de la grieta gingival. El líquido gingival para grietas es un transudado sérico, por lo tanto, los niveles séricos elevados de mediadores inflamatorios pueden reflejarse en niveles similares elevados de estos mediadores en el líquido gingival para grietas. El nivel de citoquinas en el líquido de la grieta gingival se ha relacionado con el nivel de control glucémico en pacientes diabéticos. En un estudio de sujetos diabéticos con periodontitis, aquellos con niveles de hemoglobina A >8% tenían niveles de líquido gingival de interleucina-1β casi el doble que los sujetos cuyos niveles de hemoglobina A eran <8%[15]El efecto neto de estas alteraciones de las defensas del huésped en la diabetes es un aumento en la inflamación periodontal, la pérdida del apego y la pérdida ósea. Las citoquinas pro-inflamatorias elevadas en el ambiente periodontal pueden jugar un papel en el aumento de la destrucción periodontal que se observa en muchas personas con diabetes.

La formación de productos finales de glicación avanzada, un eslabón crítico en muchas complicaciones diabéticas, también ocurre en el periodonto, y sus efectos deletéreos en otros sistemas orgánicos pueden reflejarse también en los tejidos periodontales[14], Recientemente se ha identificado un aumento del 50% en el ARN mensajero para el receptor de productos finales de glicación avanzada en los tejidos gingivales de los diabéticos de tipo 2 en comparación con los controles no diabéticos[16] Las metaloproteinasas de matriz son componentes críticos de la homeostasis tisular y de la cicatrización de heridas, y son producidas por todos los tipos de células principales en el periodonto. La producción de metaloproteinasas matriciales como la colagenasa

***El autor correspondiente Aiswarya Dileep:** Departamento de Periodoncia, Facultad de Odontología y Hospital de Rajarajeswari, Bangalore, India; correo electrónico: dileepaiswarya438@gmail.com

aumenta en muchos pacientes diabéticos, lo que resulta en una alteración de la homeostasis del colágeno y en la cicatrización de heridas dentro del periodonto.

Influencia de la infección periodontal en la diabetes

Las enfermedades periodontales son de naturaleza inflamatoria, por lo que pueden alterar el control glucémico de forma similar a la obesidad, otra afección inflamatoria. Los estudios han demostrado que los pacientes diabéticos con infección periodontal tienen un mayor riesgo de empeorar el control glucémico con el tiempo en comparación con los sujetos diabéticos sin periodontitis. Debido a que las enfermedades cardiovasculares son tan prevalentes en las personas con diabetes, y debido a que los estudios sugieren que la enfermedad periodontal puede ser un factor de riesgo significativo para el infarto de miocardio y el accidente cerebrovascular, un reciente ensayo longitudinal examinó el efecto de la enfermedad periodontal sobre la mortalidad por causas múltiples en más de 600 personas con diabetes tipo 2[17]. En sujetos con periodontitis severa, la tasa de mortalidad por cardiopatía isquémica fue 2,3 veces mayor que la tasa en sujetos sin periodontitis o con enfermedad leve, después de considerar otros factores de riesgo conocidos. La tasa de mortalidad por nefropatía diabética fue 8.5 veces mayor en aquellos con periodontitis severa. La tasa global de mortalidad por enfermedad cardiorrespiratoria fue 3,5 veces mayor en sujetos con periodontitis grave, lo que sugiere que la presencia de la enfermedad periodontal plantea un riesgo de mortalidad cardiovascular y renal en personas con diabetes.

Varios mecanismos pueden explicar el impacto de la infección periodontal en el control de la glucemia. Como se mencionó anteriormente, la inflamación sistémica juega un papel importante en la sensibilidad a la insulina y la dinámica de la glucosa. La evidencia sugiere que las enfermedades periodontales pueden inducir o perpetuar un estado inflamatorio sistémico crónico elevado, como se refleja en el aumento de los niveles séricos de proteína C reactiva, interleucina 6 y fibrinógeno observados en muchas personas con periodontitis[18]. La inflamación induce resistencia a la insulina, y dicha resistencia suele acompañar a las infecciones sistémicas. Se ha demostrado que las infecciones bacterianas y virales agudas no periodontales aumentan la resistencia a la insulina y agravan el control glucémico La infección periodontal[19] puede elevar de manera similar el estado inflamatorio sistémico y exacerbar la resistencia a la insulina. Factor de necrosis tumoral: α, producido en abundancia por los adipocitos, aumenta la resistencia a la insulina al prevenir la autofosforilación del receptor de insulina e inhibir la señalización del segundo mensajero mediante la inhibición de la enzima tirosina cinasa. 236 La interleucina-6 es importante para estimular la producción de factor de necrosis tumoral-α; por lo tanto, la producción elevada de interleucina-6 en la obesidad resulta en niveles circulatorios más altos tanto de interleucina-6 como del factor de necrosis tumoral-α La infección periodontal puede inducir niveles elevados de

***El autor correspondiente Aiswarya Dileep:** Departamento de Periodoncia, Facultad de Odontología y Hospital de Rajarajeswari, Bangalore, India; correo electrónico: dileepaiswarya438@gmail.com

interleucina sérica6 y factor de necrosis tumoral-α, y puede jugar un papel similar al de la obesidad en inducir o exacerbar la resistencia a la insulina.

Efecto de la ingeniería interna en el mallietus de la diabetes

El estrés oxidativo ha sido implicado como la causa raíz que subyace al desarrollo de la resistencia a la insulina, la disfunción celular, la diabetes y sus condiciones clínicas asociadas como la aterosclerosis, las complicaciones microvasculares y la neuropatía. Se ha descubierto que el yoga es beneficioso para reducir el estrés oxidativo en la diabetes tipo 2, pero no hay ensayos controlados que demuestren lo mismo. Muchos informes describen el efecto del yoga sobre el estrés oxidativo, el control glucémico, el control de la presión arterial y la antropometría en pacientes diabéticos tipo 2 con o sin complicaciones en comparación con los sujetos de control en la atención estándar. El estudio realizado por Hegde VS et al sugiere que en comparación con la atención estándar sola, el yoga resultó en una reducción significativa del IMC, el control glucémico y el malondialdehído y un aumento en el glutatión y la vitamina C. No hubo diferencias en la circunferencia de la cintura, la relación cintura-cadera, la presión arterial, la vitamina E o la superóxido dismutasa en el grupo de yoga durante el seguimiento.265 El yoga puede ser utilizado como una terapia efectiva para reducir el estrés oxidativo en la diabetes tipo 2. El yoga, además de la atención estándar, ayuda a reducir el IMC y a mejorar el control glucémico en pacientes diabéticos tipo 2.

La enfermedad periodontal se considera la sexta complicación de la Diabetes mallietus. El yoga se ha aplicado en el campo de la terapéutica en los tiempos modernos. Se han realizado estudios para comprender los cambios que ocurren durante los ejercicios yóguicos (asanas y pranayamas). Se han reportado cambios físicos, fisiológicos, psicológicos y endocrinos significativos al seguir varios regímenes yóguicos durante un período de tiempo. El yoga ha despertado así una esperanza para que los pacientes diabéticos tengan una vida sin complicaciones con relativamente menos medicación. Las limitadas evidencias registradas muestran el impacto positivo de los ejercicios yóguicos en el estudio de los niveles de azúcar en sangre, mientras que los efectos sobre otros aspectos importantes de la diabetes maligna como la insulina sérica y el perfil lipídico sérico son prácticamente inexistentes. La intensidad y duración del ejercicio requerido para disminuir el LDL y aumentar el colesterol HDL están probablemente más allá de los que pueden lograr la mayoría de los pacientes con NIDDM[20].

En un estudio realizado por Malhotra V et al se hicieron trece asanas de yoga específicas y pranayama realizadas por pacientes con diabetes tipo 2, a saber, Surya Namaskar, Trikonasana, Tadasana, Sukhasana, Padmasana, Bhastrika pranayama,

***El autor correspondiente Aiswarya Dileep:** Departamento de Periodoncia, Facultad de Odontología y Hospital de Rajarajeswari, Bangalore, India; correo electrónico: dileepaiswarya438@gmail.com

Pashimottanasana, Ardhmatsyendrasana, Pawanmuktasana, Bhujangasana, Vajrasana, Dhanurasana y Shavasana son beneficiosasana son benéficas para la diabetes mallietus[21]. Sus parámetros basales incluyeron investigaciones bioquímicas de nivel de FBG, PPG, HbA1 y perfil de lípidos además de ECG, conducción nerviosa y pruebas de función pulmonar. Las mediciones de azúcar en sangre se realizaron por el método de la glucosa oxidasa con Trinder, HbA1 con el kit de resina de intercambio iónico y el perfil de lípidos, que precipita los quilomicrones, LDL, VLDL y HDL en el sobrenadante que se mide. Hubo una disminución significativa de la glucosa en sangre en ayunas, glucosa en sangre post prandial y colesterol sérico. Los triglicéridos, el colesterol de lipoproteínas de baja densidad y las lipoproteínas de baja densidad y la hemoglobina glucosilada también se redujeron. Este hallazgo sugiere que las asanas de yoga tienen un efecto beneficioso sobre el control glucémico y el perfil lipídico en la diabetes tipo 2 de leve a moderada.

Sahey et al también reportaron una disminución significativa en los ácidos grasos libres y una reducción significativa en la actividad de la lipasa sérica en la diabetes después de la práctica de yoga. Los ácidos grasos libres son antagonistas de la insulina, la reducción de sus niveles se asocia con un mejor estado diabético. 22] Se produjo una caída significativa de la glucosa en sangre en ayunas. Los niveles de glucosa en sangre de una hora después del entrenamiento también disminuyeron después de 40 días de asanas de yoga. Dang y Sahay han reportado una disminución de la hemoglobina glucosilada a niveles normales después de las asanas de yoga. El mecanismo exacto de acción de las asanas de yoga es desconocido. Se postula que se puede estar produciendo un rejuvenecimiento/regeneración directa de las células del páncreas, lo que puede aumentar la utilización y el metabolismo de la glucosa en los tejidos periféricos, el hígado y los tejidos adiposos mediante un proceso enzimático.

Un estudio realizado por Shepard enfatizó que en ciertos estudios en los que los niños diabéticos estaban sujetos a un programa de entrenamiento, algunos vieron que su necesidad de insulina se reducía significativamente y otros eran capaces de terminar el tratamiento de la diabetes. Se sabe también que la vida sedentaria extrema. Debido a esta observación, se pensó que el ejercicio podría constituir un elemento importante en un programa para controlar la diabetes tipo 1. Campaigne encontró una reducción significativa en las lipoproteínas de baja densidad entre un grupo de adolescentes que tenían diabetes tipo 1. Un estudio retrospectivo de 67 adultos con diabetes tipo 1 realizado por Laporte274 reveló que los diabéticos que practicaban deportes de equipo en la escuela secundaria y la universidad tenían una menor incidencia de mortalidad y una menor incidencia de enfermedades cardiovasculares que sus colegas sedentarios. Además, se observó que los diabéticos que participaban en deportes no mostraban niveles más altos de retinopatía como se había temido.

Muchos estudios han demostrado los efectos inmediatos del ejercicio en la diabetes tipo 2[20]. El ejercicio reduce la tasa de glucosa en sangre, aumenta el número de receptores

***El autor correspondiente Aiswarya Dileep:** Departamento de Periodoncia, Facultad de Odontología y Hospital de Rajarajeswari, Bangalore, India; correo electrónico: dileepaiswarya438@gmail.com

de insulina y aumenta la sensibilidad y el nivel de absorción de insulina por los tejidos. Debido a sus efectos hormonales y metabólicos, se cree que el ejercicio físico regular puede prevenir o detener el desarrollo de la diabetes tipo 2.

Richter y Galbo[21] concluyeron que la práctica de ejercicio físico regular entre personas genéticamente predispuestas a la diabetes tipo 2 podría prevenir su desarrollo, probablemente al disminuir la demanda de células beta del páncreas.

CONCLUSIÓN:

El estrés oxidativo ha sido implicado como la causa raíz que subyace al desarrollo de la resistencia a la insulina, la disfunción celular, la diabetes y sus condiciones clínicas asociadas como la aterosclerosis, las complicaciones microvasculares y la neuropatía. Se ha encontrado que el yoga es beneficioso para reducir el estrés oxidativo en la diabetes tipo 2, pero hay una falta de ensayos controlados que demuestren lo mismo. Muchos informes describen el efecto del yoga sobre el estrés oxidativo, el control glucémico, el control de la presión arterial y la antropometría en pacientes diabéticos tipo 2 con o sin complicaciones en comparación con los sujetos de control en la atención estándar.

***El autor correspondiente Aiswarya Dileep:** Departamento de Periodoncia, Facultad de Odontología y Hospital de Rajarajeswari, Bangalore, India; correo electrónico: dileepaiswarya438@gmail.com

REFERENCIAS

1. Ellis L, Morgan DO, Clauser E, Roth RA, Rutter WJ. Un dominio citoplasmático anclado en la membrana del receptor de insulina humano media una captación constitutivamente elevada e independiente de la insulina de 2-deoxiglucosa. Mol Endocrinol 1987: 1: 15-24.
2. DeFronzo RA, Bonadonna RC, Ferannini E. Pathogenesis of NIDDM: a balanced overview. Diabetes Care 1992: 15: 318-368.
3. DeFronzo RA, Gunnarsson R, Bjorkman O, Olsson M, Wahren J. Effects of insulin on peripheral and splanchnic glucose metabolism in non-insulin dependent diabetes mellitus. J Clin Invest 1985: 76: 149-155.
4. Ekberg K, Landau BR, Wajngot A, Chandramouli V, Efendic S, Brunengraber H, Wahren J. Contribuciones de los riñones y el hígado a la producción de glucosa en estado postabsortivo y después de 60 horas de ayuno. Diabetes 1999: 48: 292-298.
5. Baron AD, Schaeffer L, Shragg P, Kolterman OG. Papel de la hiperglucagonemia en el mantenimiento de las mayores tasas de producción de glucosa hepática en los diabéticos tipo II. Diabetes 1987: 36: 274-283.
6. Gale EA. El aumento de la diabetes tipo 1 en la infancia en el siglo XX. Diabetes 2002: 51: 3353-3361.
7. Harrison LC, Honeyman MC. Leche de vaca y diabetes tipo 1: el verdadero debate es sobre la función inmune de las mucosas. Diabetes 1999: 48: 1501-1507.
8. Graves PM, Norris JM, Pallansch MA, Gerling IC, Rewers M. The role of enteroviral infections in the development of IDDM: limitations of current approaches. Diabetes 1997: 46: 161-168.
9. Karvonen M, Tuomilehto J, Libman I, LaPorte R. A review of the recent epidemiological data on the worldwide incidence of type 1 (insulin-dependent) diabetes mellitus. Organización Mundial de la Salud DIAMOND Project Group. Diabetologia 1993: 36: 883-892.
10. Zimmet P, Alberti KG, Shaw J. Global and societal implications of the diabetes epidemic. Nature 2001: 414: 782- 787.
11. Mokdad AH, Bowman BA, Ford ED, Vinicor F, Marks JS, Koplan JP. Las continuas epidemias de obesidad y diabetes en los Estados Unidos. J Am Med Assoc 2001: 286: 1195-1200.
12. NewmanB,SelbyJV,SlemendaC,FabsitzR,FriedmanGD. Concordancia para la diabetes mellitus tipo 2 (no insulinodependiente) en gemelos varones. Diabetologia 1987: 30: 763-768.

***El autor correspondiente Aiswarya Dileep:** Departamento de Periodoncia, Facultad de Odontología y Hospital de Rajarajeswari, Bangalore, India; correo electrónico: dileepaiswarya438@gmail.com

13. American Diabetes Association Expert Committee on the Diagnosis y Classification of Diabetes Mellitus. Informe del Comité. Diabetes Care 1997: 20: 1183-1197.
14. American Diabetes Association Expert Committee on the Diagnosis y Classification of Diabetes Mellitus. Informe de seguimiento sobre el diagnóstico de la diabetes mellitus. Diabetes Care 2003: 26: 3160-3167.
15. Bingley PJ, Bonifacio E, Williams AJ, Genovese S, Bottazzo GF, Gale EA. Predicción de IDDM en la población general: estrategias basadas en la combinación de marcadores de autoanticuerpos. Diabetes 1997: 46: 1701-1710.
16. Rhodes CJ. Diabetes tipo 2: ¿una cuestión de vida o muerte de células B? Science 2005: 307: 380-384.
17. Bergman RN, Ader M. Free fatty acids and pathogenesis of type 2 diabetes mellitus. Trends Endocrinol Metab 2000: 11: 351-356.
18. Engelgau MM, Herman WH, Smith PJ, German RR, Aubert RE. The epidemiology of diabetes and pregnancy in the U.S. Diabetes Care 1995: 18: 1029-1033.
19. Mealey BL. Diabetes mellitus. In: Rose LF, Genco RJ, Mealey BL, Cohen DW, editores. Medicina periodontal. Toronto, ON: BC Decker Inc, Publishers, 2000: 121-150.
20. Fernandez-Real JM, Ricart W. Resistencia a la insulina y síndrome cardiovascular crónico inflammatory Endocr Rev 2003: 24: 278-301.
21. Gimbrone MJ, Cybulsky M, Kume N, Collins T, Resnick N. Vascular endothelium: an integrator of pathophysiological stimuli in atherogenesis. Ann N Y Acad Sci 1995: 748: 122-131.

***El autor correspondiente Aiswarya Dileep:** Departamento de Periodoncia, Facultad de Odontología y Hospital de Rajarajeswari, Bangalore, India; correo electrónico: dileepaiswarya438@gmail.com

CAPÍTULO 3

MEDICINA INTEGRADA (INGENIERÍA INTERNA), OBESIDAD Y PERIODONCIA

Aiswarya Dileep*1, Krishna Kripal1,Anirbhan Chatterjee2

1Department *of Periodontology, Rajarajeswari Dental College and Hospital, Bangalore, India*

Resumen: La obesidad es una cantidad excesiva de grasa corporal en proporción a la masa corporal magra, en la medida en que se cura esta deficiencia. La medida más comúnmente utilizada de la grasa corporal es el índice de masa corporal, que se define como el peso de una persona, en kilogramos, dividido por el cuadrado de su estatura en metros. La Organización Mundial de la Salud y el Instituto Nacional del Corazón, los Pulmones y la Sangre (NHLBI) definen el sobrepeso como un índice de masa corporal de 25-29.9 y la obesidad como un índice de masa corporal de ≥30.279,280 La obesidad infantil se define como un índice de masa corporal para la edad y el género que es mayor que el percentil 95.

Palabras clave: Obesidad, Factores de riesgo, Ingeniería interna

INTRODUCCIÓN: La circunferencia de la cintura es también un indicador importante de la grasa abdominal visceral. La evidencia sugiere que la grasa abdominal conlleva un mayor riesgo para la salud que la grasa periférica, y que el componente de grasa visceral tiene la correlación más fuerte con un mayor riesgo. Una circunferencia de cintura de alto riesgo se considera ≥88 cm para las mujeres y ≥102 cm para los hombres. [1]

Classification	BMI
Underweight	<18.5
Normal	18.5–24.9
Overweight	25.0–29.9
Obesity class I	30.0–34.9
Obesity class II	35.0–39.9
Obesity class III	40+

Cuadro 2.2: Clasificación del Índice de Masa Corporal

***El autor correspondiente Aiswarya Dileep:** Departamento de Periodoncia, Facultad de Odontología y Hospital de Rajarajeswari, Bangalore, India; correo electrónico: dileepaiswarya438@gmail.com

Prevalencia y tendencias

Durante el período 1960-1980, la prevalencia del sobrepeso y la obesidad entre los adultos, y del sobrepeso entre los niños, fue relativamente constante. Alrededor del 13% de los adultos eran obesos y el 5% de los niños tenían sobrepeso. Sin embargo, los datos de la Encuesta nacional de examen de la salud y la nutrición III (1988-1991) mostraron que la obesidad en adultos y el sobrepeso en niños habían aumentado notablemente desde la encuesta anterior. 2] Esas tendencias continuaron de tal manera que aproximadamente el 31% (59 millones) de los adultos estadounidenses ahora cumplen con el criterio de obesidad. Más del 65% de la población adulta de los Estados Unidos tiene un índice de masa corporal de ≥25 kg/m2; y el 15,8% de los niños de 6 a 11 años y el 16,1% de los adolescentes de 12 a 19 años tienen sobrepeso. 285 Así, en un período de tiempo relativamente corto, la prevalencia de la obesidad entre los adultos se ha duplicado, y la prevalencia del sobrepeso entre los niños y adolescentes se ha triplicado. Con la excepción del África subsahariana, las tendencias internacionales han sido similares a las observadas en los Estados Unidos. El Grupo de Trabajo Internacional sobre Obesidad estima que más de 1.000 millones de adultos tienen sobrepeso, incluidos 312 millones de obesos. Debido a que los asiáticos experimentan complicaciones de enfermedades relacionadas con la obesidad en índices de masa corporal más bajos, los nuevos criterios para los asiáticos delinean el sobrepeso como un índice de masa corporal de ≥23 Utilizando este criterio, el número de adultos con sobrepeso en todo el mundo se acerca más a los 1.700 millones.

Los estudios sobre gemelos[3], y otros datos longitudinales[4], demuestran claramente un componente genético en la obesidad humana. Sin embargo, los recientes aumentos en la prevalencia de la obesidad no pueden explicarse únicamente por los cambios en el patrimonio genético. La predisposición a la obesidad está probablemente influenciada por numerosos genes de susceptibilidad, lo que explica las variaciones en las necesidades energéticas, la utilización de combustible, las características metabólicas y las preferencias gustativas. Aunque influenciados por la variabilidad genética, se cree que los tres factores que más contribuyen a la etiología de la obesidad son los factores metabólicos, la dieta y la inactividad física. Los factores metabólicos, como el gasto energético en reposo (el número de calorías quemadas en reposo) y el efecto térmico de los alimentos (energía gastada durante la digestión, el transporte, el metabolismo y el almacenamiento de los alimentos), varían entre los individuos, pero no parecen ser un componente importante para explicar el riesgo de desarrollar obesidad[5]. Las porciones grandes, la ingesta elevada de grasas y el fácil acceso a bebidas endulzadas calóricamente juegan un papel importante en el desarrollo de la obesidad[6]. Los datos longitudinales sugieren un papel particularmente importante de la reducción de la actividad física. En un estudio prospectivo de 5 años de duración con más de 12.000 adultos finlandeses, las personas sedentarias tenían casi el doble de probabilidades de

***El autor correspondiente Aiswarya Dileep:** Departamento de Periodoncia, Facultad de Odontología y Hospital de Rajarajeswari, Bangalore, India; correo electrónico: dileepaiswarya438@gmail.com

experimentar un aumento de peso sustancial que los hombres y mujeres físicamente activos. En el caso de los niños, la disminución de la participación en los deportes organizados, los cambios en las políticas de educación física de las escuelas, las reglas de los padres que restringen la actividad como resultado de la seguridad y la conveniencia, y las barreras ambientales a la actividad física, contribuyen a la disminución del gasto energético[7].

Obesidad e inflamación

Durante muchos años, el tejido adiposo fue considerado como un órgano inerte que almacenaba triglicéridos. Ahora está claro que el tejido adiposo es un órgano endocrino complejo y metabólicamente activo que segrega numerosos factores inmunomoduladores y desempeña un papel importante en la regulación de la biología metabólica y vascular. Las células adiposas, que incluyen adipocitos, preadipocitos y macrófagos, secretan más de 50 moléculas bioactivas, conocidas colectivamente como adipocinas. Algunas de estas adipokinas actúan localmente, mientras que otras son liberadas a la circulación sistémica donde actúan como moléculas de señalización al hígado, músculo y endotelio[8]. Las adipokinas desempeñan diversas funciones, como las proteínas de tipo hormonal (p. ej. leptina y adiponectina), las citoquinas clásicas (p. ej. factor-a de necrosis tumoral, interleucina-6), las proteínas implicadas en la hemostasia vascular (p. ej. inhibidor del activador del plasminógeno-1, factor tisular), reguladores de la presión arterial (angiotensinógeno), promotores de la angiogénesis (p. ej., factor de crecimiento endotelial vascular) y encuestados en fase aguda (p. ej., péptidos C reactivos)

Leptina

La leptina es secretada casi exclusivamente por los adipocitos. Las señales de leptina a través del sistema nervioso central y las vías periféricas para suprimir el apetito y aumentar el gasto de energía. La leptina imita algunas de las acciones de la insulina al aumentar la absorción de glucosa en el tejido muscular y adiposo y al reducir la producción de glucosa hepática. 295 La mayoría de los individuos obesos tienen niveles elevados de leptina que no suprimen el apetito.
Muchos consideran que esta resistencia a la leptina es una de las características que contribuyen a la patología de la obesidad. En pacientes obesos con resistencia a la leptina, la leptina puede elevar la presión arterial y contribuir a la aterosclerosis y a las enfermedades cardiovasculares. 296,297.

***El autor correspondiente Aiswarya Dileep:** Departamento de Periodoncia, Facultad de Odontología y Hospital de Rajarajeswari, Bangalore, India; correo electrónico: dileepaiswarya438@gmail.com

Adiponectina

La adiponectina es producida principalmente por los adipocitos, pero sorprendentemente se reduce en los sujetos obesos, especialmente aquellos con obesidad abdominal. Los estudios clínicos demuestran asociaciones inversas entre la adiponectina y los marcadores séricos de inflamación. 298 La adiponectina tiene propiedades antiaterogénicas y parece desempeñar un papel protector en la cardiomiopatía. Los niveles bajos de adiponectina se asocian con un mayor riesgo de enfermedad de las arterias coronarias y otras características del síndrome metabólico[9].

Factor de necrosis tumoral-α

Factor de necrosis tumoral asociado a la obesidad - α es principalmente secretado por macrófagos acumulados en el tejido adiposo abdominal (a diferencia del tejido periférico). 300 Aunque los estudios no han mostrado resultados completamente consistentes, se cree que el aumento del factor de necrosis tumoral circulante-a del tejido adiposo contribuye a los malos resultados de salud al aumentar la resistencia a la insulina e inducir la producción de péptidos C reactivos y la inflamación sistémica general[10] También facilita el reclutamiento de monocitos para desarrollar lesiones ateroscleróticas. El factor de necrosis tumoral A es un potente inhibidor de la adiponectina, una importante adipocina antiinflamatoria[11].

Interleucina-6

La interleucina-6 es secretada por el tejido adiposo humano y es producida en mayores cantidades por la grasa abdominal profunda (o visceral) que por la grasa subcutánea. Es un procoagulante citoquina y aumenta las concentraciones plasmáticas de fibrinógeno, inhibidor activador del plasminógeno-1 y péptido C reactivo[12]. Los niveles elevados de interleucina 6 están asociados con un mayor riesgo de eventos cardiovasculares en hombres sanos. 304 A pesar de su asociación con estados de enfermedad cardiovascular, los datos también demuestran su papel en la inducción de la lipólisis y la disminución del apetito y el aumento de peso[13].

Inhibidor del activador del plasminógeno-1

El inhibidor activador del plasminógeno 1 es una proteína reguladora de la cascada de coagulación. Previene la disolución de coágulos al inhibir la degradación de la matriz extracelular y la fibrinolisis. El inhibidor activador del plasminógeno 1 es producido tanto por los adipocitos como por las células estromales que los rodean. Los niveles del inhibidor del activador del plasminógeno 1 aumentan con el aumento de la acumulación de tejido adiposo, especialmente en la zona abdominal. 305 Se cree que el inhibidor activador del plasminógeno 1 contribuye directamente a las complicaciones de la obesidad, incluyendo el desarrollo de diabetes tipo 2 y trombos coronarios[14,15].

***El autor correspondiente Aiswarya Dileep:** Departamento de Periodoncia, Facultad de Odontología y Hospital de Rajarajeswari, Bangalore, India; correo electrónico: dileepaiswarya438@gmail.com

Angiotensinógeno

El angiotensinógeno es secretado por el tejido adiposo, principalmente por los depósitos de grasa abdominal. Los niveles elevados se observan en la obesidad. 307 El angiotensinógeno tiene muchos efectos sobre los vasos sanguíneos, incluyendo los conocidos efectos vasoconstrictores y la contribución a la hipertensión.

Factor de crecimiento endotelial vascular

La obesidad se asocia con un aumento de los niveles del factor angiogénico, el factor de crecimiento endotelial vascular, que también desempeña un papel en la hipertensión y la aterogénesis. 308 Aunque el factor de crecimiento endotelial vascular es necesario para la remodelación vascular después de la angioplastia y para el desarrollo de colaterales en la enfermedad vascular periférica diabética, el factor de crecimiento endotelial vascular también contribuye al desarrollo inicial de cambios ateromatosos y a la restenosis post cateterismo.

Péptido C reactivo

Los niveles elevados de péptidos C reactivos se asocian tanto con la obesidad como con un mayor riesgo de enfermedad cardiovascular. Los elevados niveles de péptidos C reactivos en pacientes obesos predicen tanto el desarrollo de la enfermedad cardiovascular como el riesgo de progresión a la diabetes mellitus tipo 2[16].

Obesidad y salud bucal

Enfermedad periodontal y obesidad

La actividad inmunológica del tejido adiposo puede jugar un papel importante tanto en el desarrollo de la resistencia a la insulina como en la enfermedad periodontal. Hace varias décadas, se observó que la obesidad contribuía a la gravedad de la enfermedad periodontal en ratas[17]. Varios estudios recientes han sugerido una relación entre la enfermedad periodontal y la obesidad. En el estudio de Saito sobre adultos japoneses, el aumento del índice de masa corporal y la relación cintura-cadera se asoció con un mayor riesgo de periodontitis. Al-Zharani et al. analizaron datos de la Tercera Encuesta Nacional de Salud y Nutrición y reportaron una asociación significativa entre las medidas de la grasa corporal y la enfermedad periodontal entre los adultos jóvenes, pero no entre los adultos de mediana edad o mayores. 326 Usando la misma base de datos que Al-Zharani et al., Wood et al. evaluaron la relación entre diferentes medidas de adiposidad y enfermedad periodontal[18,19] En lugar de la circunferencia de la cintura utilizada por Al-Zharani et al., Wood et al. observaron correlaciones entre el índice de masa corporal, la relación cintura-cadera y varias medidas periodontales, incluyendo la pérdida media de adherencia periodontal, la profundidad media de la bolsa, el índice medio de sangrado gingival y el índice medio de cálculo. 327 Lundin et al. recientemente notaron una correlación entre el factor de necrosis tumoral-a en el líquido de la hendidura gingival y la masa corporal

***El autor correspondiente Aiswarya Dileep:** Departamento de Periodoncia, Facultad de Odontología y Hospital de Rajarajeswari, Bangalore, India; correo electrónico: dileepaiswarya438@gmail.com

Índice[20]. Dada la evidencia reciente con respecto al tejido adiposo que sirve como reservorio de citoquinas inflamatorias, es posible que el aumento de la grasa corporal aumente la probabilidad de una respuesta inflamatoria activa del huésped en la enfermedad periodontal[21,22] Sin embargo, todos estos estudios han sido transversales, y pueden estar limitados por una confusión residual significativa. Los estudios longitudinales con medidas más precisas de la adiposidad proporcionarán una mejor comprensión de la relación entre la enfermedad periodontal y la obesidad.

Impacto de la obesidad en la salud bucal

Además de los efectos potencialmente negativos que la obesidad puede tener sobre el periodonto, la obesidad también puede afectar negativamente la seguridad de la sedación intravenosa y la efectividad del bloqueo anestésico regional. La evaluación de la función pulmonar y de los comorbitos es esencial antes de aplicar cualquier tipo de anestesia.

Efecto de la ingeniería interna sobre el trastorno metabólico (obesidad)

A pesar de los avances significativos en las modalidades terapéuticas de las ECV, un tratamiento eficaz sigue siendo un desafío. Las modalidades de tratamiento para la pérdida de peso en el tratamiento de los pacientes con ECV y los que están en mayor riesgo se centran en intervenciones dietéticas, aumento de la actividad física y farmacoterapia[23,24] Los estudios más recientes han demostrado que la intervención en el estilo de vida es una opción prometedora en los pacientes con ECV, así como en los que están en mayor riesgo de ECV[25,26] Se ha subrayado que la pérdida de peso es el principal factor que contribuye a la corrección de la dislipidemia, sobre todo mediante la reducción de la grasa visceral[27] Un hallazgo importante es que la presión arterial puede reducirse mediante la modificación del estilo de vida y la conducta; y aunque la reducción puede parecer trivial, incluso una pequeña reducción en la PA sistólica (por ejemplo, 3-5 mm Hg) puede producir reducciones clínicamente significativas. 335 Por lo tanto, las modificaciones en el estilo de vida que apuntan a la reducción de peso mediante la actividad física, los cambios en la dieta, los ejercicios de respiración y la relajación por estrés tienen un papel específico en el manejo y la prevención de las enfermedades crónicas[28].

El yoga como intervención en el estilo de vida

El yoga combina un estilo de vida saludable con la paz mental[29] y una modificación en el estilo de vida y las prácticas calmantes han demostrado que mejoran el perfil clínico de los pacientes con diversas patologías. 338.339 La práctica regular del pranayama

***El autor correspondiente Aiswarya Dileep:** Departamento de Periodoncia, Facultad de Odontología y Hospital de Rajarajeswari, Bangalore, India; correo electrónico: dileepaiswarya438@gmail.com

y la meditación en voluntarios sanos condujo a una mejora del estado metabólico cardiovascular[30,31]. y a la peroxidación de lípidos, incluso mediante una intervención de estilo de vida basada en el yoga a corto plazo. En un ensayo controlado aleatorio en pacientes con. 343 aterosclerosis coronaria, se observó una regresión en la actividad de la enfermedad después de una intervención integral en el estilo de vida. En el estudio realizado por el mismo grupo, se ha demostrado que la intervención intensiva en el estilo de vida puede conducir a la regresión de la aterosclerosis coronaria después de un año y que después de 5 años se produjo más regresión de la aterosclerosis coronaria que después de un año en el grupo experimental[32] En un estudio llevado a cabo en la India, se evaluó la posible función del estilo de vida basado en el yoga en el retardo de la enfermedad de aterosclerosis coronaria. Al final de un año, el grupo de yoga mostró una reducción significativa en el número de episodios de angina por semana, una mejora en la capacidad de ejercicio y una disminución en el peso corporal. El colesterol total en suero, el colesterol LDL y los niveles de triglicéridos mostraron mayores reducciones en comparación con el grupo de control[33] Es importante destacar que incluso una intervención integral en el estilo de vida a corto plazo basada en el yoga condujo a una notable reducción en el índice de masa corporal, la presión arterial y la glucosa en la sangre, con una mejora clínicamente significativa en el perfil de lípidos Un estudio reciente sugirió que una intervención basada en el yoga, El programa residencial de pérdida de peso puede fomentar el bienestar psicológico, la mejora de los comportamientos nutricionales y la pérdida de peso[34] Se observó una reducción similar en el peso en otro estudio que incluyó un entrenamiento de yoga de 8 semanas de duración que resultó en una mejora en la composición corporal y en los niveles de colesterol total en adolescentes varones obesos.

Otro estudio mostró que las posturas de yoga (específicamente el suryanamaskar) resultaron en un mejor estado cardiorrespiratorio. En un estudio previo en pacientes jóvenes hipertensivos y prehipertensivos, se observó una reducción significativa de la PA (SBP/DBP: 2,0/2,6 mm Hg) después del yoga, y una intervención de estilo de vida basada en el yoga resultó en una disminución de todos los parámetros de lípidos excepto el HDL. El efecto comenzó a partir de las cuatro semanas y duró 14 semanas[35] Juntos, estos resultados indican que una intervención de estilo de vida basada en el yoga puede tener un efecto sobre algunos de los factores de riesgo modificables, lo que probablemente podría explicar los efectos beneficiosos preventivos y terapéuticos del yoga observados en las ECV. En general, la intervención en el estilo de vida puede modular la progresión de la inflamación vascular en varios pasos de la patogénesis, contrarrestando así la causalidad/progresión de las ECV.

Una intervención de estilo de vida basada en el yoga es eficaz en la pérdida de peso, y también previene el aumento de peso, especialmente entre los que tienen sobrepeso. Además, esta intervención en el estilo de vida también reduce la inflamación, como lo demuestra la reducción de los niveles de IL-6, IL-18 y PCR y el aumento de la adiponectina en mujeres obesas y postmenopáusicas. Se observó un

***El autor correspondiente Aiswarya Dileep:** Departamento de Periodoncia, Facultad de Odontología y Hospital de Rajarajeswari, Bangalore, India; correo electrónico: dileepaiswarya438@gmail.com

beneficio similar en otro estudio en el que el yoga mejoró el nivel de adiponectina, los lípidos séricos y los factores de riesgo del síndrome metabólico en mujeres obesas posmenopáusicas. Se ha demostrado que una intervención de estilo de vida a corto plazo basada en el yoga disminuye la IL-6 y la TNF-α en personas obesas y de peso normal, y aumenta la adiponectina y disminuye la IL-6 en hombres obesos. Los niveles de IL-6, hs-CRP, superóxido extracelular dismutasa se redujeron significativamente en pacientes con insuficiencia cardíaca después de ejercicios yóguicos a corto plazo. Además, una pérdida de peso inducida por la dieta llevó a una disminución del ET-1 y esta disminución se correlacionó con una disminución de la PA sistólica. 36,37] Se ha demostrado que una modificación intensiva del estilo de vida conduce a un aumento significativo de los antioxidantes totales del plasma, la vitamina E en plasma y el glutatión eritrocítico (GSH) en pacientes con EAC.

Efectos psiconeuroinmunológicos del yoga

Los efectos beneficiosos del yoga en la reducción de la inflamación parecen estar relacionados con la reducción del estrés, como se ha demostrado anteriormente. Estos efectos del yoga se pueden explicar utilizando el concepto de la psiconeuroinmunología, que es un campo científico relativamente nuevo que investiga las interacciones multidireccionales entre el comportamiento y el sistema inmunológico, mediadas por el sistema nervioso y las implicaciones clínicas de estos vínculos. Se sabe que el yoga induce la relajación mediante la disminución del cortisol y el aumento de los niveles de beta-endorfinas. Esto resulta en niveles bajos de citoquinas, como también se observa en pacientes con hipertensión, así como en aquellos que experimentaron insuficiencia cardíaca. Una razón plausible para la reducción del estrés por el yoga es el aumento de la atención, sin embargo, puede haber varias otras actividades complejas en el cerebro que pueden combinarse para producir el efecto relajante. Esto es especialmente importante en pacientes obesos y con sobrepeso que a menudo presentan una inflamación continua de bajo grado y que puede culminar en un trastorno crónico si no se trata. La IL-6 es un predictor conocido de mortalidad por todas las causas, como se informó en un estudio con un seguimiento de 9 años en hombres,365 y su reducción mediante una intervención de estilo de vida basada en el yoga puede, por lo tanto, ser beneficiosa para reducir la mortalidad por todas las causas.

La obesidad, especialmente la adiposidad visceral, aumenta la regulación de varias citoquinas inflamatorias y otras biomoléculas. La elevación crónica de estos mediadores inflamatorios conduce a la morbilidad y mortalidad cardiovascular. La intervención en el estilo de vida basada en el yoga puede prevenir y retardar eficazmente la progresión de los trastornos cardiovasculares y metabólicos. El mecanismo de acción de tal beneficio puede ser atribuido a una reducción en el peso y el estrés, la creación de redes a nivel de mente y cuerpo, lo que conduce a una reducción en la inflamación, y la causalidad y progresión de la enfermedad.

***El autor correspondiente Aiswarya Dileep:** Departamento de Periodoncia, Facultad de Odontología y Hospital de Rajarajeswari, Bangalore, India; correo electrónico: dileepaiswarya438@gmail.com

Un estudio realizado por Gadham J. estudió el efecto del pranayama y de ciertas asanas yóguicas sobre la PA, el IMC y el perfil lipídico, y concluyó con una disminución significativa de la presión arterial sistólica y diastólica en sujetos que han practicado asanas de yoga, junto con la técnica del pranayama durante 3 meses de duración.

El efecto del yoga en diferentes parámetros observados en el estudio de Gadham J se correlaciona con los hallazgos de Tundwala V et al. es decir, una disminución significativa en los parámetros de la obesidad como el IMC, una disminución significativa en la presión arterial tanto sistólica como diastólica y una mejora en varios parámetros del perfil de lípidos, es decir, una disminución en el colesterol total, LDL, triglicéridos, VLDL y un aumento en HDL. Se ha comprobado que el yoga es altamente efectivo en la reducción de la PA por numerosos estudios indios e internacionales.

Singh et al. reportaron una reducción significativa en la PA (12 mm Hg en la PAS; 11.2 mm Hg en la PAD) con un régimen de Yoga de 40 días entre los diabéticos tipo 2. [368] Schwickert et al. y Frumkin et al. consideraron que el yoga es una técnica de relajación que es altamente efectiva en la reducción de la PA elevada y el manejo del estrés. [369,370] Bijlani et al. concluyeron que un programa educativo corto de modificación del estilo de vida y manejo del estrés (con el yoga como el componente principal) condujo a efectos metabólicos favorables dentro de los nueve días. Aivazyan et al. demostraron una reducción significativa de la PAS y el PAD, la resistencia vascular periférica y la respuesta hipertensiva al estrés emocional, así como una mejora en la adaptación psicológica, la calidad de vida y la capacidad de trabajo. [371] Varios estudios han confirmado que el entrenamiento de Yoga aumenta significativamente el HDL-C y disminuye el TG y el LDL-C. Después de 6 meses de práctica de yoga, se observó una reducción significativa en la frecuencia cardíaca, la presión arterial sistólica y la presión arterial diastólica en un estudio realizado por Devasena I et al.

La reducción de la presión arterial indica un cambio en el sistema nervioso autónomo hacia la dominación parasimpática, según lo informado por Joseph S. et al., Anand BK et al. Esta modulación de la actividad del sistema nervioso autónomo podría haberse producido a través del efecto acondicionador del yoga sobre las funciones autónomas y mediado a través del sistema límbico y las áreas más altas del sistema nervioso central Selvamurthy W et al.376 La práctica regular de Yoga aumenta la sensibilidad al descorreflejo y disminuye el tono simpático, restaurando así la presión arterial a un nivel normal en pacientes con hipertensión esencial Vijaya Lakshmi P et al.

CONCLUSIÓN: Los efectos beneficiosos del yoga en la reducción de la inflamación parecen estar relacionados con la reducción del estrés, como se ha demostrado anteriormente. Estos efectos del yoga se pueden explicar utilizando el concepto de la psiconeuroinmunología, que es un campo científico relativamente nuevo que investiga las interacciones multidireccionales entre el comportamiento y el sistema inmunológico, mediadas por el sistema nervioso y las implicaciones clínicas de estos vínculos. [361] Se

***El autor correspondiente Aiswarya Dileep:** Departamento de Periodoncia, Facultad de Odontología y Hospital de Rajarajeswari, Bangalore, India; correo electrónico: dileepaiswarya438@gmail.com

sabe que el yoga induce la relajación mediante la disminución del cortisol y el aumento de los niveles de beta-endorfinas. Esto resulta en niveles bajos de citoquinas, como también se observa en pacientes con hipertensión, así como en aquellos que experimentaron insuficiencia cardíaca.

REFERENCIAS

1. Aronne LJ, Segal KR. Medidas de resultado de adiposidad y distribución de la grasa: evaluación e implicaciones clínicas. Obes Res 2002: 10: 145-215.
2. Instituto Nacional del Corazón, Pulmones y Sangre. Clinical guidelines on the identification, evaluation and treatment of overweight and obesity in adults - the evidence report. Obes Res 1998: 6: 1-78.
3. Organización Mundial de la Salud. Obesidad: prevención y manejo de la epidemia mundial. Informe de la Consulta de la OMS sobre la obesidad, 3-5 de junio de 1997. Ginebra: OMS, 1998.
4. Barlow SE, Dietz WH. Evaluación y tratamiento de la obesidad: recomendaciones del comité de expertos. Pediatrics1998:102: E29.
5. Instituto Nacional del Corazón, Pulmones y Sangre. Clinical guidelines on the identification, evaluation and treatment of overweight and obesity in adults - the evidence report. Obes Res 1998: 6: 1-78.
6. Kuczmarski RJ, Flegal KM, Campbell SM, Johnson CL. Aumento de la prevalencia de sobrepeso entre los adultos estadounidenses. Las Encuestas Nacionales de Examen de Salud y Nutrición, 1960- 1991. JAMA 1994: 272: 205-211.
7. Troiano RP, Flegal KM, Kuczmarski RJ, Campbell SM, Johnson CL. Prevalencia y tendencias del sobrepeso en niños y adolescentes. Las Encuestas Nacionales de Examen de Salud y Nutrición, 1963 a 1991. Arch Pediatr Adolesc Med 1995: 149: 1085-1091.
8. Centro Nacional de Estadísticas de Salud. Health, Estados Unidos, 2005 con un libro de gráficos sobre las tendencias en la salud de los estadounidenses. Hyattsville, MD: Centro Nacional de Estadísticas de Salud, 2004.
9. . James WPT, Rigby N, Leach R. The obesity epidemic, metabolic syndrome and future strategies. Eur J Cardiovasc Prev Rehabilitación 2004: 11: 3-8.
10. Stunkard AJ, Foch TT, Hrubec Z. A twin study of human obesity. JAMA 1986: 256: 51-

11. Bouchard C, Tremblay A. Genetic effects in human energy expenditure components. Int J Obes 1990: 14(Suppl. 1): 49- 58. 9. Boustany CM,

***El autor correspondiente Aiswarya Dileep:** Departamento de Periodoncia, Facultad de Odontología y Hospital de Rajarajeswari, Bangalore, India; correo electrónico: dileepaiswarya438@gmail.com

Bharadwaj K, Daugherty A, Brown DR, Randall DC, Cassis LA. Activación del sistema renina-angiotensina sistémico y adiposo en ratas con obesidad e hipertensión inducida por la dieta. Am J Physiol Regul Integr Comp Physiol 2004: 287: R943-R949

12. Seidell JC, Muller DC, Sorkin JD, Andres R. Fasting respiratory exchange ratio and resting metabolic rate as predictors of weight gain: the Baltimore Longitudinal Study on Aging. Int J Obes 1992: 16: 667-674.

13. French SA, Linn BH, Guthrie JF. Tendencias nacionales en el consumo de refrescos entre niños y adolescentes de 6 a 17 años: prevalencia, cantidades y fuentes, 1977/1978 a 1994/1998. J Am Diet Assoc 2003: 103: 1326-1331.

14. Harnack LJ, Jeffery RW, Boutelle KN. Tendencias temporales en el consumo de energía en los Estados Unidos: una perspectiva ecológica. Am J Clin Nutr 200: 71: 1478-1484.

15. Rissanen AM, Heliovaara M, Knekt P, Reunanen A, Aromaa A. Determinants of weight gain and overweight in adult Finns. Eur J Clin Nutr 1991: 45: 419-430.

16. Dollman J, Norton K, Norton L. Evidence for secular trends in children's physical activity behaviour. Br J Sports Med 2005: 00: 892-897.

17. Trayhurn P, Wood IS. Adipokines: inflammation y el papel pleiotrópico del tejido adiposo blanco. Br J Nutr 2004: 92: 347-355.

18. . Matsuzawa Y. Tejido adiposo blanco y enfermedad cardiovascular. Best Pract Res Clin Endocrinol Metab 2005: 19: 637- 647.

19. Correia ML, Haynes WG. Hipertensión relacionada con la obesidad: ¿tiene algún papel la resistencia selectiva a la leptina? Curr Hypertens Rep 2004: 6: 230-235.

20. . Ouchi N, Kihara S, Funahashi T, Funahashi T, Nakamura T, Nishida M, Kumada M, Okamoto Y, Ohashi K, Nagaretani

***El autor correspondiente Aiswarya Dileep:** Departamento de Periodoncia, Facultad de Odontología y Hospital de Rajarajeswari, Bangalore, India; correo electrónico: dileepaiswarya438@gmail.com

21. H, Kishida K, Nishizawa H, Maeda N, Kobayashi H, Hiraoka H, Matsuzawa Y. Asociación recíproca de la proteína C reactiva con adiponectina en el torrente sanguíneo y el tejido adiposo. Circulación 2003: 107: 671-674.
22. Kumada M, Kihara S, Sumitsuji S, Kawamoto T, Matsumoto S, Ouchi N, Arita Y, Okamoto Y, Shimomura I, Hiraoka H, Nakamura T, Funahashi T, Matsuzawa Y, para el Grupo de Estudio CAD de Osaka. Asociación de la hipoadiponectinemia con la enfermedad de las arterias coronarias en los hombres. Arterioscl Thromb Vasc Biol 2003: 23: 85-89.
23. Tsigos C, Kyrou I, Chala E, Tsapogas P, Stavridis JC, Raptis SA, Katsilambros N. Las concentraciones de factor de necrosis tumoral circulante alfa son mayores en la obesidad abdominal versus periférica. Metabolism 1999: 48: 1332-1335.
24. . Berg AH, Scherer PE. Tejido adiposo, inflammation, y enfermedades cardiovasculares. Circ Res 2005: 96: 939-949.
25. Simons PJ, van den Pangaart PS, van Roomen CP, Aerts JM, Boon L. Modulación mediada por citocinas de la secreción de leptina y adiponectina durante la adipogénesis in vitro: evidencia de que los preadipocitos humanos con factor de necrosis tumoral alfa e interleucina-1betato son potentes productores de leptina. Cytokine 2005: 32: 94-103.
26. Ridker PM, Willerson JT. Inflammation como factor de riesgo cardiovascular. Edición 2004: 109 (Supl. 2): II2-II10.
27. Ridker PM, Rifai N, Stampfer MJ, Hennekens CH. Concentración plasmática de interleucina-6 y el riesgo de un futuro infarto de miocardio en hombres aparentemente sanos. Circulación 2000: 101: 1767-1772.
28. Mavri A, Alessi MC, Bastelica D, Geel-Georgelin O, Fina F, Sentocnik JT, Stegnar M, Juhan-Vague I. La expresión de grasa subcutánea abdominal, pero no femoral, del inhibidor del activador del plasminógeno 1 (PAI-1) se relaciona con los niveles de PAI-1 en el plasma y la resistencia a la insulina, y disminuye después de perder peso. Diabetologia 2001: 44: 2025-2031.
29. . DeTaeye B, Smith LH, Vaughan DE. Inhibidor del activador del plasminógeno 1: un denominador común en la obesidad, la diabetes y las enfermedades cardiovasculares. Curr Opin Pharmacol 2005: 5: 149-154.
30. Boustany CM, Bharadwaj K, Daugherty A, Brown DR, Randall DC, Cassis LA. Activación del sistema renina-angiotensina sistémico y adiposo en ratas con obesidad e hipertensión inducida por la dieta. Am J Physiol Regul Integr Comp Physiol 2004: 287: R943-R949
31. Miyazawa-Hoshimoto S, Takahashi K, Bujo H, Hashimoto N, Saito Y. El factor de crecimiento endotelial vascular sérico elevado se asocia con la

***El autor correspondiente Aiswarya Dileep:** Departamento de Periodoncia, Facultad de Odontología y Hospital de Rajarajeswari, Bangalore, India; correo electrónico: dileepaiswarya438@gmail.com

acumulación de grasa visceral en sujetos humanos obesos. Diabetología 2003: 46: 1483–1488.

32. Pradhan AD, Manson JE, Rifai N, Buring JE, Ridker PM. Proteína C reactiva, interleucina 6 y riesgo de desarrollar diabetes mellitus tipo 2. JAMA 2001: 286: 327-334.
33. Freedman DM, Ron E, Ballard-Barbash R, Doody MM, Linet MS. Índice de masa corporal y mortalidad por todas las causas en una cohorte nacional de los Estados Unidos. Int J Obes 2006: 30: 822–829.
34. Freedman DM, Ron E, Ballard-Barbash R, Doody MM, Linet MS. Índice de masa corporal y mortalidad por todas las causas en una cohorte nacional de los Estados Unidos. Int J Obes 2006: 30: 822–829.
35. Fontaine KR, Redden DT, Wang C, Westfall AO, Allison DB. Años de vida perdidos debido a la obesidad. JAMA 2003: 289: 187–193.
36. . Huang, Z, Willett WE, Manson JE, Rosner B, Stampfer MJ, Speizer FE. Peso corporal, cambio de peso y riesgo de hipertensión en mujeres. Ann Intern Med 1998: 128: 81-88.
37. Appel LJ, Moore TJ, Obarzanek R, Vollmer WM, Svetkey LP, Sacks FM, Bray GA, Vogt TM, Cutler JA, Windhauser MM, Lin PH, Karanja N. Un ensayo clínico de los efectos de los patrones alimenticios en la presión arterial. Grupo de Investigación Colaborativa DASH. N Engl J Med 1997: 336: 1117-1124.

***El autor correspondiente Aiswarya Dileep:** Departamento de Periodoncia, Facultad de Odontología y Hospital de Rajarajeswari, Bangalore, India; correo electrónico: dileepaiswarya438@gmail.com

CAPÍTULO4

MEDICINA INTEGRADA[INGENIERÍA INTERNA], TABAQUISMO Y PERIODONCIA

Aiswarya Dileep*1,[2]Gautham Shetty

1Department of Periodontology, Rajarajeswari Dental College and Hospital, Bangalore, India

2Department of Prosthodontics , Rajarajeswari Dental College and Hospital, Bangalore, India

Resumen: El estudio de la relación entre la enfermedad periodontal y el tabaquismo ha recibido mayor atención durante los últimos años.
Palabras clave: Fumar, Factores de riesgo, Ingeniería interna

INTRODUCCIÓN:

Sangrado gingival y pérdida ósea alveolar

Un estudio de gemelos378 indicó que el grado de pérdida ósea alveolar y el número de dientes perdidos fueron mayores en los gemelos con una alta exposición al tabaquismo de por vida - seguro en comparación con sus parejas gemelas con una baja exposición de por vida. Además, ese sangrado gingival fue menor en el grupo de exposición al humo de por vida. Posteriormente, se informó que aunque los fumadores tenían un índice de placa significativamente mayor, el número promedio de puntos de sangrado en los fumadores (57%) fue menor que en los no fumadores (40%).379 Al revisar 399 pacientes periodontales con periodontitis moderada a severa, los fumadores reportaron menos puntos de sangrado gingival (55%) que en los no fumadores (5l%). Además, los investigadores sugirieron que los síntomas inflamatorios gingivales parecían estar suprimidos en los fumadores. Este tema se estudió más a fondo observando el desarrollo de la gingivitis experimental en un grupo de 20 estudiantes de odontología, de los cuales 10 habían sido fumadores durante al menos 4 años. Los sujetos estaban libres de periodontitis y no tomaban ningún medicamento. Durante la fase de desarrollo, los pacientes fueron examinados a los 7, 14, 21 y 28 días, y después a los 35 y 42 días. Este estudio reveló que el número de sitios de sangrado gingival, la cantidad de exudado gingival y el número de sitios gingivales con enrojecimiento claro son significativamente menores en los fumadores durante la fase de desarrollo, esencialmente regresando a los niveles del día 0 en los

***El autor correspondiente Aiswarya Dileep:** Departamento de Periodoncia, Facultad de Odontología y Hospital de Rajarajeswari, Bangalore, India; correo electrónico: dileepaiswarya438@gmail.com

exámenes de 35 a 42 días. La acumulación de placa dental no reveló diferencias significativas entre los dos grupos. Este estudio apoya el argumento de que la respuesta inflamatoria gingival podría ser suprimida en fumadores[1-4].

La pérdida ósea puede estar asociada con el tabaquismo incluso en pacientes con buena higiene bucal. En un grupo de 235 pacientes de los cuales 72 eran fumadores, el análisis radiográfico de la altura ósea expresado como porcentaje de la longitud de la raíz, reveló niveles óseos medios más bajos para los fumadores (77,9-82,8%), lo que sugiere que fumar es un factor de riesgo para la salud periodontal.384 En otro estudio radiográfico, la distancia desde la unión cemento-esmalte hasta el tabique interdental en 210 higienistas dentales suecos con buena higiene bucal y sin enfermedad periodontal fue mayor en fumadores, seguidos por ex fumadores y luego por no fumadores[12-15].
Un estudio clínico y radiográfico de la condición de 257 adultos de 20 a 69 años con conciencia dental reveló que la condición de los ex fumadores era intermedia entre los fumadores actuales y los no fumadores, lo que sugiere que los ex fumadores que han dejado de fumar tienen una mejor condición de salud periodontal que los fumadores actuales, aunque peor que la de los no fumadores. Se ha reportado que la condición de salud periodontal de los ex fumadores después de 10 años se mantuvo estable. Además, se ha reportado que la progresión de la pérdida ósea es significativamente retardada en individuos que dejan de fumar. 16] En las mujeres posmenopáusicas, el tabaquismo y la paridad fueron reportados como fuertes factores negativos independientes para la pérdida ósea alveolar. 389 En la periodontitis de aparición temprana, los fumadores (experiencia media de fumar de 9,2 años de paquete) tuvieron una pérdida ósea maxilar significativamente mayor que los no fumadores[18-20].

Informes más recientes presentan hallazgos similares. Haffajee & Socransky 391 estudiaron a 289 adultos con periodontitis y concluyeron que los fumadores tenían más pérdida media del apego, bolsas periodontales más profundas, más dientes perdidos, menos sitios con sangrado gingival durante el sondaje, y niveles similares de placa dental e inflamación gingival que aquellos que nunca habían fumado. Los patrones observados de pérdida del apego indicaron una mayor pérdida en el área lingual maxilar, lo que sugiere la posibilidad de un efecto local. Al observar los niveles de cotinina en el líquido crevicular gingival, Chen et al.[21] informaron que los fumadores habían aumentado la profundidad del sondaje, la pérdida del apego y la pérdida de dientes a una edad más temprana, con menos sitios de sangrado. Los fumadores tenían niveles detectables de cotinina; los niveles en el líquido gingival crevicular eran aproximadamente cuatro veces más altos que en la saliva y no estaban correlacionados con la profundidad del sondaje, la pérdida del aditamento o la pérdida de dientes. Una comparación retrospectiva de los niveles óseos de las radiografías de ala de mordida de

***El autor correspondiente Aiswarya Dileep:** Departamento de Periodoncia, Facultad de Odontología y Hospital de Rajarajeswari, Bangalore, India; correo electrónico: dileepaiswarya438@gmail.com

812 individuos reveló que los fumadores tenían una pérdida ósea media mayor que los no fumadores y que la pérdida ósea sugería un período de umbral antes de que los cambios se hicieran evidentes, nivelándose después de varios años en una respuesta a la dosis en forma de S. La pérdida de apego fue más frecuente en fumadores que en no fumadores cuando se evaluó una población rural china durante un período de 2 años. Se informó que el aumento de la pérdida de apego, la recesión, la profundidad del sondeo, la participación de la furcación y la movilidad de los dientes eran peores en los fumadores. Los fumadores también mostraron menos dientes molares que los no fumadores.

En resumen, la preponderancia de las pruebas sugiere que fumar disminuye el sangrado gingival y que puede inducir cambios en la proporción de vasos sanguíneos pequeños a grandes en la encía. La pérdida ósea alveolar y la pérdida de la adhesión periodontal aumentaron en los fumadores, y algunos estudios sugirieron una relación dosis-respuesta y una nivelación del efecto después de muchos años[22-26].

Fumar como factor de riesgo de periodontitis

En un estudio caso-control de 55 pacientes ingresados en la facultad de odontología de Estocolmo, se comparó la frecuencia de los dientes periodontalmente enfermos, la frecuencia de los sitios (profundidad de sondaje superior a 4 mm), el índice gingival y el índice de placa de los fumadores con un grupo control de una muestra aleatoria de la población de Estocolmo. En la muestra de pacientes, el 5ð% eran fumadores, lo que fue significativamente mayor que en la población en general. Además, tenían frecuencias significativamente más altas de dientes periodontalmente involucrados y sitios enfermos y enfermedades más severas. El riesgo calculado para los fumadores de tener enfermedad periodontal fue de 2.5.393. Al observar la efectividad del uso del conocimiento del genotipo de la interleucina (IL)-l para predecir el pronóstico y la supervivencia de los dientes en un grupo de pacientes en la atención de mantenimiento durante 14 años, los autores informaron que el hecho de ser positivos al genotipo IL-l aumentaba el riesgo de pérdida de dientes en 2,5 veces en comparación con 2,9 veces para el tabaquismo empedernido; cuando ambos estaban presentes, el riesgo aumentaba a 7,7 veces. Los autores concluyeron que este conocimiento debe ser usado para dirigir la terapia a las áreas que no responden[27-29].

En un reciente informe derivado de los datos de la Tercera Encuesta Nacional de Examen de Salud y Nutrición de los Estados Unidos, se calculó que el 41.9% de los casos de periodontitis (6.4 millones de casos) en la población adulta eran atribuibles al tabaquismo actual y el 10.9% (1.7 millones de casos) al tabaquismo anterior. El mismo estudio estima que más de la mitad de los casos de periodontitis que afectan a los adultos pueden deberse al tabaquismo. El riesgo relativo para los fumadores fue de 3,97 y el riesgo para los ex fumadores fue de 1,68. Entre los fumadores, las

***El autor correspondiente Aiswarya Dileep:** Departamento de Periodoncia, Facultad de Odontología y Hospital de Rajarajeswari, Bangalore, India; correo electrónico: dileepaiswarya438@gmail.com

probabilidades de periodontitis aumentaron con el número de cigarrillos fumados por día, de 2.79 por fumar nueve o menos cigarrillos por día a 5.88 por 31 o más cigarrillos por día. Después de dejar de fumar, las probabilidades son de 3.22 durante los primeros 2 años, disminuyendo a 1. 1. 15 después de 1. 1 o más años[30] En un estudio de 3,050 mexicano-americanos de 65-69 años de edad en cinco estados del sur se reportó que el riesgo de pérdida de dientes en los fumadores actuales era de 1.69 veces más alto, y en los diabéticos 1.53 más alto, que en otros participantes. Los autores afirman que una limitación de este estudio fue que utilizaron datos autoinformados y que no había información sobre el estado general de la boca y la encía. 32] Utilizando un enfoque longitudinal para categorizar la exposición al humo de cigarrillo, Hashim et al.[33-35] informaron que fumar persistentemente hasta la mitad de la adolescencia y hasta la edad adulta duplicará la probabilidad de que ocurra periodontitis a mediados de los años veinte. En un estudio sobre la diabetes mellitus tipo 1 y la salud bucal, se informó que el consumo de cigarrillos fue un factor significativo (odds ratio = 9,73) para explicar la mayoría de la enfermedad periodontal extensa en este grupo de diabéticos.

Un informe se distingue de los demás por su conclusión de que la pérdida de apego durante 20 años en una población de trabajadores varones del té de Sri Lanka no estaba relacionada con un historial de tabaquismo. Estos trabajadores no recibieron atención profesional durante los 20 años del estudio. Los datos se recopilaron longitudinalmente, lo que permitió evaluar el riesgo de progresión de la enfermedad. Los autores especulan que la razón de los hallazgos podría estar relacionada con la forma en que se calculó la pérdida del apego (medias de boca completa en lugar de sitios individuales) y con el hecho de no cuantificar la cantidad de tabaco fumado.

Un análisis de modelos estadísticos, teniendo en cuenta que la progresión de la enfermedad periodontal no es uniforme y puede tener períodos de regresión (curación), ha demostrado que fumar tiene un efecto significativo en la tasa de regresión de la enfermedad. Los autores sugieren que fumar disminuye la capacidad de reparación a un nivel equivalente al de un no fumador 36 años mayor. El concepto de la curación que interfiere con el tabaquismo es uno que ha recibido atención y apoyo de varios investigadores.

En resumen, la preponderancia de la evidencia sugiere que fumar es un factor de riesgo significativo para el desarrollo de la enfermedad periodontal y puede ser responsable de un gran número de los casos reportados. Puede ser que el efecto principal inducido por el tabaquismo sea la interferencia con los mecanismos normales de curación.

***El autor correspondiente Aiswarya Dileep:** Departamento de Periodoncia, Facultad de Odontología y Hospital de Rajarajeswari, Bangalore, India; correo electrónico: dileepaiswarya438@gmail.com

EFECTO DE LA INGENIERÍA INTERIOR EN EL TABAQUISMO

La técnica del aliento curativo/sudarshan kriya en el tratamiento de la depresión asociada con el tabaquismo

Sudarshan Kriya y las técnicas de respiración acompañantes (SK&P) demostraron una tasa de éxito del 68-73% en el tratamiento de personas que sufren de depresión, independientemente de la gravedad de la depresión. Se experimentó un alivio sustancial en tres semanas. Al cabo de un mes, se consideró que los pacientes estaban en remisión. A los tres meses, los pacientes permanecieron asintomáticos y estables.
Además, SK&P produjo efectos biológicos muy beneficiosos sobre el cerebro y la función hormonal. El patrón de ondas cerebrales P300 ERP EEG y el patrón de ondas cerebrales NREM, que miden la actividad eléctrica de las ondas cerebrales y son anormales en muchas personas deprimidas, volvieron al rango normal a los noventa días. La prolactina plasmática, una hormona en la sangre que se cree que es un factor clave para producir alivio de la depresión, aumentó después de la primera sesión de SK&P. Los niveles de cortisol en plasma (la hormona del estrés) disminuyeron significativamente después de tres semanas.

En un estudio comparativo, SK&P fue estadísticamente tan efectivo como los tratamientos convencionales para la depresión estudiados. Sin embargo, en contraste con los tratamientos habituales para la depresión, SK&P es natural y libre de efectos secundarios no deseados. Es auto-administrada y auto-empoderada. Puede reducir en gran medida la carga de trabajo de médicos y hospitales, lo que hace que SK&P sea rentable y que el personal también lo sea.

El Dr. Janakiramaiah, M.D., Ph.D., D.P.H., psiquiatra, investigador médico, y Director del Grupo de Investigación de Yoga en el Instituto Nacional de Salud Mental y Neurociencias (N.I.M.H.H.A.N.S.) de la India ha realizado varios de estos estudios. Concluyó que Sudarshan 132 Dr. Janakiramaiah, M.D., Ph.D., D.P.H., psiquiatra, investigador médico, y Director del Grupo de Investigación de Yoga del Instituto Nacional de Salud Mental y Neurociencias (National Institute of Mental Health and Neurosciences, N.I.M.H.H.A.N.S.) de la India ha realizado varios de estos estudios. Concluyó que Sudarshan 132 Kriya tiene "notables efectos terapéuticos" y "es clínicamente factible y eficaz". Tiene el potencial de convertirse en un tratamiento de primera línea para pacientes distímicos[depresión crónica leve] y posiblemente en formas leves y moderadas de trastorno depresivo mayor".

Estos seis estudios de investigación fueron realizados por el Instituto Nacional de Salud Mental y Neurociencias (NIMHANS) de la India. NIMHANS ha estado llevando a cabo

***El autor correspondiente Aiswarya Dileep:** Departamento de Periodoncia, Facultad de Odontología y Hospital de Rajarajeswari, Bangalore, India; correo electrónico: dileepaiswarya438@gmail.com

estudios clínicos y de laboratorio independientes sobre los efectos neurofisiológicos, los beneficios terapéuticos y la aplicabilidad clínica de SK&P en pacientes deprimidos.

Otro estudio realizado por N Janakiramaiah, B. N.Gangadhar et al I 1998 para la Eficacia Terapéutica del Sudarshan Kriya Yoga (SKY) en el Trastorno Distimico mostró que 46 pacientes Distimicos fueron tratados como pacientes externos con el Sudarshan Kriya como su único tratamiento. SK&P se aprendieron en su hospital durante los primeros 7 días. Luego se les animó a practicar una vez al día en casa durante los tres meses siguientes. La evaluación de la depresión se basó en la Escala de Calificación de Hamilton para la Depresión, el Inventario de Depresión de Beck, la Impresión Clínica Global, la Impresión Global Subjetiva, la Escala de Calificación de Psicopatología Integral y una versión en video del BDI. Además, también se tomaron muestras de sangre para medir los niveles de prolactina y cortisol en plasma antes del estudio, e inmediatamente antes y después de la primera sesión de SK&P. Los resultados revelaron que el 68% de los pacientes que completaron el programa experimentaron remisión de la depresión tanto al mes como a los tres meses de repetición de la prueba. El análisis de sangre reveló una elevación de la prolactina plasmática y no de cortisol después de la primera sesión de SK&P. Esto es importante ya que la elevación de la prolactina plasmática puede ser crucial para producir una respuesta antidepresiva efectiva. Los niveles estables de cortisol indican que la experiencia de SK&P no es estresante. El grupo de pacientes que no se recuperó de la depresión practicó SK&P con una frecuencia significativamente menor (3 o menos veces a la semana) que la prescrita. Los autores concluyeron que SK&P tiene"notables efectos terapéuticos" en el tratamiento de la distimia y que "... puede ser una alternativa más aceptable y eficaz al tratamiento médico de la distimia tanto para el tratamiento agudo como para la prevención de recaídas. Tiene la ventaja de fomentar la autonomía y la autosuficiencia del paciente, además de reducir los costos de atención médica".

Un estudio realizado por Meti et al llevó a cabo un estudio para evaluar los efectos de Sudarshan Kriya en los trastornos distímicos en 1996 mostró que las personas deprimidas tienen un patrón de ondas cerebrales de EEG en la etapa de sueño distorsionado. Este estudio examinó los patrones de EEG en la etapa de sueño en 20 pacientes distímicos tratados con SK&P. Con la práctica de SK&P, los patrones de EEG en la etapa de sueño mejoraron significativamente. Hubo una reducción en la aparición de la latencia REM y una mejoría en los estadios de NREM. Esto demuestra que SK&P produce efectos biológicos objetivos. Los autores concluyeron que SK&P es "una buena alternativa para el tratamiento de los pacientes distímicos"[27].

Problemas Respiratorios - Bronquitis y Enfisema asociados con el tabaquismo

En un experimento realizado en Australia Occidental, se seleccionaron 22 pacientes varones de 52 a 65 años de edad. Sufrieron graves problemas respiratorios, como bronquitis crónica, enfisema, que imposibilitaron la respiración normal.

***El autor correspondiente Aiswarya Dileep:** Departamento de Periodoncia, Facultad de Odontología y Hospital de Rajarajeswari, Bangalore, India; correo electrónico: dileepaiswarya438@gmail.com

La mitad de los hombres se sometieron a un tratamiento estándar: fisioterapia, que incluía técnicas de relajación, ejercicios de respiración y entrenamientos generales para mejorar la resistencia.

Los otros 11 hombres recibieron un profesor de yoga en lugar de un fisioterapeuta. Les enseñó técnicas de respiración de yoga, que fomentaban el uso de todos los músculos del pecho y del abdomen, así como diez posturas de yoga. Los pacientes practicaron sus ejercicios particulares durante nueve meses. Luego fueron reexaminados en el hospital: un técnico examinó su función pulmonar, un médico los examinó de cerca para determinar cómo habían cambiado sus síntomas, y se utilizó una bicicleta de ejercicio estacionaria para medir su capacidad de hacer ejercicio.

La diferencia entre los dos grupos fue sorprendente. Los hombres que habían practicado yoga mostraron una mejoría significativa en su capacidad para hacer ejercicio, pero el grupo de fisioterapia no lo hizo. Ocho o más de los 11 pacientes que se sometieron al yoga declararon que habían aumentado definitivamente su tolerancia al esfuerzo y que se recuperaron más rápidamente después del esfuerzo.

Los pacientes practicaron sus ejercicios particulares durante nueve meses. Luego fueron reexaminados en el hospital: un técnico examinó su función pulmonar, un médico los examinó de cerca para determinar cómo habían cambiado sus síntomas, y se utilizó una bicicleta de ejercicio estacionaria para medir su capacidad de hacer ejercicio.

La diferencia entre los dos grupos fue sorprendente. Los hombres que habían practicado yoga mostraron una mejoría significativa en su capacidad para hacer ejercicio, pero el grupo de fisioterapia no lo hizo. Ocho o más de los 11 pacientes que se sometieron al yoga declararon que habían aumentado definitivamente su tolerancia al esfuerzo y que se recuperaron más rápidamente después del esfuerzo.
Lo mejor de todo es que los pacientes que habían estudiado yoga aparentemente adquirieron la capacidad de controlar sus problemas respiratorios. Un número significativamente mayor de pacientes reportaron que "con la ayuda de ejercicios de respiración yóguica, podían controlar un ataque de falta de aliento severa sin tener que buscar ayuda médica", según el estudio.

Los médicos que analizaron los resultados del estudio postularon que, después del entrenamiento, el patrón respiratorio de los pacientes del grupo de yoga cambió a un ciclo más lento y profundo, permitiéndoles tolerar mayores cargas de trabajo. Los pacientes del grupo de fisioterapia continuaron con su patrón de respiración rápida superficial. Esto puede explicar los problemas respiratorios de mayor tolerancia del grupo de yoga.
Otros estudios han confirmado los efectos beneficiosos del yoga para pacientes con problemas respiratorios.

***El autor correspondiente Aiswarya Dileep:** Departamento de Periodoncia, Facultad de Odontología y Hospital de Rajarajeswari, Bangalore, India; correo electrónico: dileepaiswarya438@gmail.com

Autoconciencia

El yoga también se esfuerza por aumentar la autoconciencia tanto a nivel físico como psicológico. Esto permite a las personas tomar medidas colectivas tempranas, como ajustar la postura, cuando se nota por primera vez la incomodidad.
Los pacientes que estudian yoga aprenden a inducir la relajación y luego pueden usar la técnica cuando aparece el dolor. La práctica del yoga puede proporcionar a las personas que sufren de dolor crónico herramientas útiles para lidiar activamente con su dolor y ayudar a contrarrestar los sentimientos de impotencia y depresión.

Asma

Estudios realizados en instituciones de yoga en la India han reportado un éxito impresionante en la mejora del asma. Por ejemplo, un estudio de 255 personas con asma encontró que el yoga resultó en mejoría o cura en el 74 por ciento de los pacientes de asma. Otro estudio de 114 pacientes tratados durante un año con yoga encontró una tasa de mejora o cura del 76 por ciento y que los ataques de asma generalmente se podían prevenir con métodos de yoga sin recurrir a medicamentos.
Otro estudio indio de 15 personas con asma afirma una tasa de mejora del 93 por ciento en un periodo de 9 años. Ese estudio encontró que la mejoría estaba relacionada con una mejor concentración, y la adición de un procedimiento meditativo hizo que el tratamiento fuera más efectivo que las posturas simples y el pranayama. La práctica del yoga también resultó en una mayor reducción de las puntuaciones de ansiedad que la terapia con medicamentos. Sus autores creen que la práctica del yoga ayuda a los pacientes al permitirles acceder a su propia experiencia interna y a una mayor conciencia de sí mismos.
Un estudio de 46 adolescentes con asma encontró que la práctica de yoga resultó en un aumento significativo en la función pulmonar y la capacidad de ejercicio y condujo a menos síntomas y medicamentos. Los pacientes recibieron entrenamiento diario en yoga durante 90 minutos por la mañana y una hora por la noche durante 40 días. La práctica incluyó procedimientos de limpieza yóguica (kriyas), mantenimiento de posturas corporales yóguicas (asanas) y prácticas de respiración yóguica (pranayama).

CONCLUSIÓN: El yoga también se esfuerza por aumentar la autoconciencia tanto a nivel físico como psicológico. Esto permite a las personas tomar medidas colectivas tempranas, como ajustar la postura, cuando se nota por primera vez la incomodidad.
Los pacientes que estudian yoga aprenden a inducir la relajación y luego pueden usar la técnica cuando aparece el dolor. La práctica del yoga puede proporcionar a las personas que sufren de dolor crónico herramientas útiles para lidiar activamente con su dolor y ayudar a contrarrestar los sentimientos de impotencia y depresión.

***El autor correspondiente Aiswarya Dileep:** Departamento de Periodoncia, Facultad de Odontología y Hospital de Rajarajeswari, Bangalore, India; correo electrónico: dileepaiswarya438@gmail.com

REFERENCIAS

1. Mullally BH, Breen B, Linden GJ. Fumar y patrones de pérdida ósea en la periodontitis de inicio temprano. J Periodontol 1999: 70: 394-401.
2. Haffajee AD, Socransky SS. Relación entre el consumo de cigarrillos y los perfiles de nivel de apego. J clin Periodontol 2001: 28: 283-295.
3. Chen X, Wolff L, Aeppli D, Guo Z, Luan W, Baelum V, Fejeskov O. Fumar cigarrillos, líquido crevicular salival/gingival cotinina y estado periodontal. Un estudio longitudinal de 10 años. J clin Periodontol 2001: 28: 331-339.
4. Bergstrom J. Cigarette smoking as risk factor in chronic periodontal disease. community Dent Oral Epidemiol 1989: 17: 245-247.
5. McGuire ME, Nunn ME. Pronóstico versus resultado real. La eficacia de los parámetros clínicos y del genotipo de la IL-l para predecir con precisión el pronóstico y la supervivencia de los dientes. J Periodontol 1999: 70: 49-56.
6. Tomar SL, Samira A. Smoking-attributable periodontitis in the United States: Hallazgos de NHANES III. J Periodontol 2000: 71: 743-751.
7. Randolph WM, Ostir GV, Markides ES. Prevalencia de la pérdida de dientes y el uso de servicios dentales en mexicoamericanos mayores. J Am Geriatr Soc 2001: 4P: 585–589.
8. Hashim R., Thomson WM, Pack AR. Fumar en la adolescencia como predictor de la pérdida temprana del apego periodontal. community Dent Oral Epidemiol 2001: 2P: 130-135.
9. Hashim R., Thomson WM, Pack AR. Fumar en la adolescencia como predictor de la pérdida temprana del apego periodontal. community Dent Oral Epidemiol 2001: 2P: 130-135.
10. Preshaw PM, Lauffart B, Zak E, Jeffcoat ME, Barton I, Heasman PA. Progresión y tratamiento de la periodontitis crónica en adultos. J Periodontol 1999: 70: 1209-1220.
11. Scabbia A, Cho ES, Sigurdsson TJ, Eim CE, Trombelli L. Fumar cigarrillos afecta negativamente la respuesta de curación después de la cirugía de desbridamiento de colgajo. J Periodontol 2001: 72: 43-49.
12. Heard RH, Mellonig JT, Brunsvold MA, Lasho DJ, Meffert RM, Cochran DL. Evaluación clínica de la cicatrización de heridas mediante múltiples exposiciones a derivados de proteínas de la matriz del esmalte en el tratamiento de defectos periodontales intraóseos. J Periodontol 2000: 71: 1715-1721.
13. Carlsson GE, Lindquist LW, Jemt T. Pérdida ósea periimplantaria marginal a largo plazo en pacientes desdentados. Int J Prosthodont 2000: 13: 295-30.

***El autor correspondiente Aiswarya Dileep:** Departamento de Periodoncia, Facultad de Odontología y Hospital de Rajarajeswari, Bangalore, India; correo electrónico: dileepaiswarya438@gmail.com

14. Lambert PM, Morris HF, Ochi S. La influencia del tabaquismo en el éxito clínico de los implantes dentales osteointegrados durante 3 años. Ann Periodontol 2000: 5: 79-89.
15. Muller HP, Eger T, Schorb A. Dimensiones gingivales después de la cobertura radicular con injertos de tejido conectivo libre. J clin Periodontol 1998: 25: 424-430.
16. Danesh-Meyer MJ, Wikesjo UM. Defectos de recesión gingival y regeneración tisular guiada: una revisión. J Resistencia Periodontal 2001: 36: 341–354.
17. Mayfield LJ, Skoglund A, Hising P, Lang NP, Attstrom R. Evaluación después de la carga funcional de las fijaciones de titanio colocadas en crestas aumentadas por mineral óseo desproteinizado. Un estudio de caso en humanos. clin Oral Implants Res 2001: 12: 508-514.
18. Persson L, Bergstrom J, Gustafsson A, Asman B. Tobacco smoking and gingival neutrophil activity in young adults. J clin Periodontol 1999: 26: 9-13.
19. Soder B, Nedlich U, Jin LJ. Efecto longitudinal del tratamiento no quirúrgico y del metronidazol sistémico durante una semana en fumadores y no fumadores con periodontitis refractaria: estudio de 5 años. J Periodontol 1999: 70: 761-771.
20. Persson L, Bergstrom J, Ito H, Gustafsson A. Tobacco smoking and neutrophil activity in patients with periodontal disease. J Periodontol 2001: 72: 90-95.
21. Fredriksson MI, Figueredo CM, Gustafsson A, Bergstrom EG, Asman BE. Efecto de la periodontitis y el tabaquismo sobre los leucocitos sanguíneos y las proteínas de fase aguda. J Periodontol 1999: 70: 1355-1360.
22. Fredriksson M, Bergstrom E, Asman B. IL-8 y TNF-alfa de neutrófilos periféricos y proteínas de fase aguda en la periodontitis. J clin Periodontol 2002: 2P: 123-128.
23. Bostrom L, Linder LE, Bergstrom J. Smoking and GCF levels of IL-lbeta and IL-l ra in periodontal disease. J clin Periodontol 2000: 27: 250-255.
24. Gustafsson A, Asman B, Bergstro¨m E. El tabaquismo como factor agravante en las enfermedades inflamatorias destructivas de los tejidos. Aumento del factor de necrosis tumoral-alfa cebado de neutrófilos periféricos medido como generación de radicales de oxígeno. Int J clin Lab Res 2000: 30: 187-190.
25. Bostrom L, Linder LE, Bergstrom J. Clinical expression of TNF-alpha in smoking-associated periodontal disease. J clin Periodontol 1998: 25: 767-773.

***El autor correspondiente Aiswarya Dileep:** Departamento de Periodoncia, Facultad de Odontología y Hospital de Rajarajeswari, Bangalore, India; correo electrónico: dileepaiswarya438@gmail.com

26. Normalización de la amplitud de P300 después del tratamiento en la distimia. P.J. Naga Venkatesha Murthy, B.N. Gangadhar, N. Janakiramaiah y D.K. Subhakrishna. Psiquiatría Biológica, 1997: Vol. 42, págs. 740 a 743.
27. Eficacia terapéutica del Sudarshan Kriya Yoga (SKY) en el trastorno distímico. N Janakiramaiah, B. N.Gangadhar et al NIMHANS Journal, enero de 1998, pp. 21-28.
28. Amplitud de P300 y respuesta antidepresiva al Sudarshan Kriya Yoga (SKY). P.J. Naga Venkatesha Murthy, N. Janakiramaiah, et. al. Journal of Affective Disorders 50 (1998) pp.45-48.
29. Efectos de Sudarshan Kriya en los trastornos distímicos, B.L. Meti, T. R.Raju, N. Janakiramaiah, N Venkatesh, P.J. Murthy, B.N. Gangadhar. Departamentos de Neurofisiología y Psiquiatría, NIMHANS. 1996.

***El autor correspondiente Aiswarya Dileep:** Departamento de Periodoncia, Facultad de Odontología y Hospital de Rajarajeswari, Bangalore, India; correo electrónico: dileepaiswarya438@gmail.com

CAPÍTULO 5 MEDICINA INTEGRADA (INGENIERÍA INTERNA), OSTEOPOROSIS Y PERIODONCIA

Aiswarya Dileep*1, Krishna Kripal1

1Department of Periodontology, Rajarajeswari Dental College and Hospital, Bangalore, India

Resumen: La osteopenia y la osteoporosis son enfermedades esqueléticas sistémicas caracterizadas por una baja masa ósea y un deterioro microarquitectónico con el consiguiente aumento de la fragilidad ósea y la susceptibilidad a la fractura. Según la Organización Mundial de la Salud, se considera que la osteoporosis está presente cuando la densidad mineral ósea (DMO) es 2,5 desviaciones estándar (DE) por debajo de la normalidad de los jóvenes. La osteopenia se define como niveles de densidad ósea entre 1 SD y 2,5 SD por debajo de la DMO normal.419

Palabras clave: Osteoporosis, Factores de riesgo, Ingeniería interna

INTRODUCCIÓN:

En la tercera Encuesta Nacional de Examen de Salud y Nutrición (NHANES III), la prevalencia de osteoporosis evaluada en el cuello femoral fue del 20% de las mujeres blancas posmenopáusicas. 420 Un enfoque alternativo es usar deformidades morfológicas en las vértebras para definir la osteoporosis. La prevalencia de las deformidades vertebrales definidas fue del 12% tanto en hombres como en mujeres. El aumento de la frecuencia con la edad fue mayor en las mujeres, del 5% a los 50-54 años al 24% a los 75-79 años. En el caso de los hombres, este porcentaje era del 10% a los 50-54 años de edad, y del 18% a los 75-79 años de edad. 421 La prevalencia de esta enfermedad relativamente silenciosa es muy alta y va en aumento. Las proyecciones futuras indican que las fracturas de cadera relacionadas con la osteoporosis se triplicarán. [1]
Los factores de riesgo para la osteoporosis se pueden dividir en factores de riesgo no modificables y modificables. Los no modificables incluyen sexo, edad, menopausia temprana, estructura corporal delgada o pequeña, raza y herencia. La falta de consumo de calcio, la falta de ejercicio, el tabaquismo y el alcohol son factores de riesgo modificables. La baja masa ósea, ciertos medicamentos, la propensión a caerse y las enfermedades sistémicas como el hiperparatiroidismo son modificables hasta cierto punto.

Estos factores de riesgo han sido discutidos anteriormente. Los factores de riesgo para la osteoporosis incluyen muchos factores de riesgo asociados con la enfermedad periodontal avanzada. Dado que tanto la osteoporosis como las enfermedades periodontales son enfermedades que absorben los huesos, se ha formulado la hipótesis de que la osteoporosis podría ser un factor de riesgo para la progresión de la enfermedad periodontal.

Relación entre la densidad mineral ósea sistémica y la densidad mineral ósea oral

***El autor correspondiente Aiswarya Dileep:** Departamento de Periodoncia, Facultad de Odontología y Hospital de Rajarajeswari, Bangalore, India; correo electrónico: dileepaiswarya438@gmail.com

Kribbs et al.[3] fue el primero en abordar la relación en mujeres osteoporóticas en un estudio que evaluó el calcio corporal total mediante un análisis de activación de neutrones. Se encontró una asociación con la densidad mandibular cuando se midió mediante un análisis cuantitativo en las radiografías intraorales. En una comparación de 85 mujeres osteoporóticas y 27 mujeres normales, el grupo de osteoporóticas tenía menos masa y densidad ósea mandibular y una corteza más delgada en la gonion que el grupo normal. El grupo de osteoporóticos también tuvo un mayor porcentaje de sujetos desdentados. En los sujetos dentados se reportó una mayor pérdida de dientes en el grupo con osteoporosis. No se encontraron diferencias en las mediciones clínicas periodontales entre los grupos con osteoporosis y los grupos normales.

En un estudio de 12 sujetos osteoporóticos con un historial de fracturas, von Wowern et al.424 encontraron menos contenido mineral en el hueso mandibular medido por la absorción de fotones dual que en 14 mujeres normales.

En un estudio longitudinal de 69 mujeres que recibían terapia de reemplazo hormonal, se evaluó la DMO de la columna lumbar mediante la absorciometría de fotones dobles. Cuando se comparó con las mediciones cuantitativas de las radiografías estandarizadas de la región posterior, se encontró una correlación significativa pero moderada sólo en la segunda visita. Durante el período de observación de un promedio de 5 años, se observó un efecto positivo de la terapia de reemplazo de estrógeno sobre la masa ósea de la mandíbula y la columna lumbar. Diferentes regímenes de estrógeno resultaron en diferentes aumentos en la masa ósea[3-7].

Streckfus et al. 426 utilizaron mediciones cuantitativas de radiografías verticales de ala de mordida y de mano en pacientes con periodontitis activa. Los resultados del estudio mostraron que las mujeres posmenopáusicas en terapia de estrógeno tenían más pérdida ósea alveolar (ABL, por sus siglas en inglés), más dientes perdidos y una menor densidad ósea alveolar y del segundo metacarpiano que las mujeres premenopáusicas. Las densidades óseas alveolares también se correlacionaron fuertemente con las segundas densidades metacarpianas.

La mayoría de los estudios relacionan la DMO sistémica con la densidad mineral mandibular. En un estudio de maxilar y mandíbula, 41 mujeres caucásicas dentadas de 20-78 años de edad fueron evaluadas usando radiografía intraoral cuantitativa y densidades óseas sistémicas determinadas por absorciometría de rayos X de energía dual (DXA). La densidad del hueso del proceso alveolar maxilar se relacionó significativamente con la densidad del proceso alveolar mandibular, la columna lumbar, la cadera y el radio en mujeres sanas y la densidad ósea del proceso alveolar maxilar disminuyó con la edad. [8-11]

***El autor correspondiente Aiswarya Dileep:** Departamento de Periodoncia, Facultad de Odontología y Hospital de Rajarajeswari, Bangalore, India; correo electrónico: dileepaiswarya438@gmail.com

Shrout y col.[12] utilizaron mediciones morfológicas a partir de imágenes digitalizadas de radiografías de aleta de mordida para correlacionarlas con la DMO lumbar y femoral en 45 mujeres posmenopáusicas que no tenían enfermedad periodontal o sólo tenían una enfermedad periodontal leve (sin profundidades de sondaje > 5 mm). La complejidad del patrón trabecular se correlacionó débilmente con la columna lumbar y la DMO femoral. En un informe preliminar del estudio auxiliar oral de la Iniciativa de Salud de la Mujer, se evaluaron 158 pacientes con una edad media de 62,2 ± 7,6 años. La densidad mineral del hueso de la cadera fue confirmada por DXA y la densidad del hueso mandibular fue medida por radiografía intraoral digital cuantitativa. Se encontró una correlación significativa entre el hueso basal mandibular y la densidad mineral del hueso de la cadera. Los autores plantearon la pregunta de si la radiografía intraoral podría servir como una herramienta de revisión para la osteopenia.

La utilidad del análisis del patrón trabecular alveolar y de la masa ósea alveolar mandibular para la predicción de la DMO ósea fue evaluada por Jonasson et al. 430. Utilizaron un índice para evaluar los patrones trabeculares alveolares y encontraron una correlación significativa con la DMO ósea. La evaluación de la grosor de la trabeculación del hueso alveolar según se observa en las radiografías intraorales podría ser un indicador clínico útil de la DMO esquelética y mejor que las mediciones densitométricas del hueso alveolar. La trabeculación densa es un fuerte indicador de DMO alta, mientras que la trabeculación dispersa puede utilizarse para predecir una DMO baja. Los datos recogidos en los estudios principalmente transversales parecen indicar una relación entre la DMO sistémica y la DMO oral. Los datos adicionales de los estudios longitudinales en curso profundizarán aún más esta relación. [13-17].

Enfermedad periodontal y osteoporosis

Se ha estudiado la relación entre la pérdida de dientes y la DMO. Varios informes encuentran una correlación entre la pérdida de dientes y la disminución de la DMO sistémica. Otros informes no encuentran esta correlación. El uso de la pérdida de dientes como sustituto para la extensión de la enfermedad periodontal tiene varias limitaciones. La razón subyacente para la pérdida de los dientes es a menudo desconocida. La extensión de la enfermedad alrededor de los dientes restantes no se tiene en cuenta en estos análisis. Por lo tanto, no se puede realizar una medición precisa de la extensión de la destrucción periodontal utilizando la pérdida de dientes como variable en el análisis de la relación entre la osteoporosis y la periodontitis. Varios informes, en su mayoría transversales, han utilizado una variedad de parámetros para evaluar la gravedad de la enfermedad periodontal en sujetos con una disminución de la DMO.

En un informe de Elders et al.[18-20], se comparó la DMO lumbar y el grosor cortical metacarpiano (MCT) con la altura ósea alveolar medida en las radiografías de la aleta de mordida y los parámetros clínicos de la periodontitis. No se observó ninguna relación

***El autor correspondiente Aiswarya Dileep:** Departamento de Periodoncia, Facultad de Odontología y Hospital de Rajarajeswari, Bangalore, India; correo electrónico: dileepaiswarya438@gmail.com

significativa entre las mediciones de la masa ósea y la altura ósea alveolar o los parámetros periodontales. La edad media en este grupo era relativamente joven, entre 46 y 55 años, lo que podría haber contribuido a la falta de correlación.

Se informaron hallazgos similares en un estudio sobre la pérdida de dientes y la pérdida de la unión cuando se relacionan con la DMO vertebral y proximal del fémur. En ese estudio, 135 mujeres con al menos 10 dientes y sin evidencia de enfermedad periodontal moderada o severa fueron examinadas. La pérdida del aditamento se correlacionó con la pérdida de dientes pero no con la densidad ósea del fémur vertebral o proximal[21].

Al comparar el número de sitios con pérdida de apego con DMO en 292 mujeres dentadas (edad promedio 75,5 años) no se encontró ninguna asociación estadísticamente significativa.
En una cohorte de edad de mujeres de 70 años, 15 sujetos con osteoporosis fueron comparados con 21 sujetos con BMD normal. No se encontraron diferencias estadísticamente significativas en el sangrado gingival, la profundidad de las bolsas de sondaje, la recesión gingival o el nivel de hueso marginal entre las mujeres con osteoporosis y las mujeres con DMO normal[23-25].

En contraste con estos informes, otros autores han reportado una relación significativa entre la osteopenia sistémica y la pérdida ósea periodontal. Von Wowern et al.[27] encontraron mayores cantidades de pérdida del apego en mujeres osteoporóticas en una población pequeña con una edad media de 68 años. La osteoporosis se evaluó utilizando el contenido mineral óseo de la mandíbula y el antebrazo determinado por la exploración de fotones dobles. En una población de estudio de 70 mujeres caucásicas posmenopáusicas de 51 a 78 años, la DXA evaluó la DMO sistémica esquelética. La pérdida clínica de la inserción y la LBA interproximal representaron la gravedad de la enfermedad periodontal. La media de ABL está significativamente correlacionada con la DMO sistémica. Se encontró una tendencia a la correlación entre los niveles de inserción clínica y la DMO[29].

Los estudios transversales tienen limitaciones. No se dispone de información sobre las enfermedades estudiadas antes del examen. Aunque tanto la osteopenia como la enfermedad periodontal son enfermedades crónicas y se puede suponer que estaban presentes antes de las observaciones, es incorrecto concluir que ambas enfermedades han estado presentes. Para evaluar mejor esta relación, se necesitan estudios longitudinales prospectivos. Hasta la fecha, se han realizado pocos estudios longitudinales.

En un estudio clínico longitudinal de 2 años, se estudiaron la altura del hueso alveolar y los cambios de densidad en 21 mujeres osteoporóticas/ osteopénicas en comparación con 17 mujeres con DMO de columna lumbar normal. Los sujetos eran mujeres posmenopáusicas inscritas en un programa de mantenimiento periodontal. Las mujeres osteoporóticas/osteópicas mostraron una mayor frecuencia de pérdida de altura ósea

***El autor correspondiente Aiswarya Dileep:** Departamento de Periodoncia, Facultad de Odontología y Hospital de Rajarajeswari, Bangalore, India; correo electrónico: dileepaiswarya438@gmail.com

alveolar y pérdida de densidad crestal y subcrestal en relación con las mujeres con DMO normal. La deficiencia de estrógeno se asoció con una mayor frecuencia de pérdida de densidad crestal ósea alveolar en las mujeres osteoporóticas/osteópicas. Los autores concluyeron que la osteoporosis/osteopenia y la deficiencia de estrógeno son factores de riesgo para la pérdida de densidad ósea alveolar en mujeres posmenopáusicas con antecedentes de periodontitis.

Cincuenta y nueve pacientes adultos con periodontitis moderada/avanzada y 16 sujetos sin periodontitis, todos dentro de los 5 años después de la menopausia al inicio del estudio, fueron estratificados con base en los niveles de estradiol sérico. La pérdida de apego se evaluó en un período de dos años y se correlacionó con la DMO y los niveles de estradiol sérico. Los niveles séricos de estradiol no influyeron en el porcentaje de sitios que perdieron el apego para los grupos con periodontitis o sin ella. El grupo con deficiencia de estradiol tuvo una tendencia hacia una mayor frecuencia de sitios con pérdida de apego ≥2 mm.

Se necesitan estudios longitudinales prospectivos más amplios para evaluar mejor la osteoporosis como factor de riesgo para la progresión de la enfermedad periodontal. El estudio auxiliar oral de la Iniciativa de Salud de la Mujer de la Universidad de Alabama en Birmingham fue diseñado para determinar si existe una asociación entre la osteoporosis sistémica y la pérdida ósea oral. En este informe se presentarán datos longitudinales preliminares prospectivos. La Iniciativa de Salud de la Mujer es un estudio de la salud de la mujer después de la menopausia en los Estados Unidos. Los factores de riesgo para las enfermedades en esta población están siendo estudiados a nivel nacional e incluyen la enfermedad cardíaca y la osteoporosis. Aprovechando la oportunidad única de colaboración con la Iniciativa de Salud de la Mujer de la Universidad de Alabama en Birmingham, se estableció un estudio auxiliar oral.

Todos los sujetos inscritos en el estudio eran mujeres posmenopáusicas. La densidad mineral del hueso de la cadera fue confirmada con DXA. Las historias clínicas y los exámenes exhaustivos se relacionaron con los resultados de los exámenes orales y la radiografía intraoral digital cuantitativa. Las técnicas intraorales utilizadas en este estudio han sido validadas y son más del 90% sensibles y específicas para detectar pequeños cambios en la masa y densidad ósea. Se tomaron radiografías verticales estandarizadas de las aletas de mordida en la línea de base y en la visita de seguimiento de 3 años. Las radiografías fueron digitalizadas y corregidas para pequeños errores de angulación y contraste. La radiografía de sustracción se utilizó para mejorar las radiografías estandarizadas. La altura del hueso alveolar se midió con el software Periovision. Se realizaron mediciones en los aspectos mesial y distal de los dientes posteriores. La altura del hueso alveolar se definió como la medida desde la unión de cemento y esmalte hasta el punto de fijación ósea a la raíz de los dientes. Los pacientes fueron retirados del mercado y se realizó un examen similar, incluyendo los estudios radiográficos, cada 3 años.

***El autor correspondiente Aiswarya Dileep:** Departamento de Periodoncia, Facultad de Odontología y Hospital de Rajarajeswari, Bangalore, India; correo electrónico: dileepaiswarya438@gmail.com

La cantidad de ABL a lo largo de la superficie radicular durante el período de 3 años fue calculada para 58 sujetos usando radiografía de sustracción digital. Los sujetos fueron divididos en dos grupos basados en la DMO en la cadera medida al inicio del estudio. El grupo de osteoporosis se definió como densidad mineral del hueso de la cadera 2,5 SD por debajo de lo normal, según lo confirmado por DXA. Los sujetos con BMD por encima de este nivel fueron considerados el grupo sin osteoporosis. Los sujetos también fueron estratificados en base a la LBA como medida del estado de la enfermedad periodontal al inicio del estudio. Se consideró que un sujeto tenía periodontitis cuando se midieron 3 mm o más de altura ósea alveolar al inicio del estudio.

Los sujetos con osteoporosis presentaron una mayor progresión de ABL que los sujetos sin osteoporosis durante el período de 3 años. Los sujetos con enfermedad periodontal al inicio del estudio mostraron mayores cantidades de ABL que los sujetos con enfermedad periodontal. La mayor cantidad de ABL se encontró en el grupo de sujetos con enfermedad periodontal y osteoporosis. Se construyó un modelo lineal general para el cambio de la variable de resultado en la altura ósea alveolar logarítmica. Las variables independientes incluyeron el tabaquismo, la edad, la terapia de reemplazo hormonal actual, la ingesta de calcio y el origen étnico ($P < 0,0008$). En la comparación post hoc de sujetos sin periodontitis al inicio del estudio, los sujetos con osteoporosis tuvieron una mayor ABL media (0,18± 0,21 mm versus 0,66 ± 62 mm; $P < 0,02$). Esto fue estadísticamente significativo. Cuando la periodontitis estaba presente al inicio del estudio, la diferencia en la LEA media entre los grupos con osteoporosis y sin osteoporosis fue aún mayor. La LEA media para los pacientes con periodontitis y osteoporosis fue de 1,08 ± 0,46 mm en comparación con 0,31 ± 0,20 mm en el grupo sin osteoporosis. Esto fue estadísticamente significativo ($P < 0.01$)
Estos datos presentan un informe preliminar de este estudio en curso e indican una mayor propensión a perder hueso alveolar en sujetos con osteoporosis, especialmente en sujetos con periodontitis preexistente. Esto indicaría que la osteoporosis o una baja DMO sistémica debería considerarse un factor de riesgo para la progresión de la enfermedad periodontal.

Efecto de la ingeniería interna en la osteoporosis

Por lo tanto, muchos profesionales de la salud están recurriendo cada vez más a las terapias alternativas para mejorar la salud y el estilo de vida. El yoga se recomienda y se está volviendo cada vez más popular para contrarrestar los efectos negativos de la menopausia en el cuerpo femenino. Entonces, sirve al propósito de varias maneras.

El yoga puede estimular a los huesos para que retengan calcio, siempre y cuando el cuerpo obtenga suficiente calcio en primer lugar. 436 Lo hace a través de las posturas de

***El autor correspondiente Aiswarya Dileep:** Departamento de Periodoncia, Facultad de Odontología y Hospital de Rajarajeswari, Bangalore, India; correo electrónico: dileepaiswarya438@gmail.com

soporte de peso de las yogasanas que afectan la columna vertebral, los brazos, los hombros, los codos y las piernas, a la vez que fomentan un rango completo de movimiento. El entrenamiento de yoga con pesas ha mostrado un efecto positivo en el hueso al reducir la reabsorción ósea y por lo tanto prevenir el riesgo de osteoporosis en mujeres posmenopáusicas. También tiene un efecto positivo en la mejora de la calidad de vida y el equilibrio.

El estudio demuestra que el yoga mejora la fuerza muscular y la flexibilidad del cuerpo. Es uno de los pocos sistemas de ejercicio en el que se soporta el peso a través de los brazos y la parte superior del cuerpo, lo que hace que los huesos se vuelvan más gruesos y fuertes. Investigaciones recientes han demostrado que el yoga puede aliviar algo de la pérdida de estatura asociada con la osteoporosis. El yoga puede ser utilizado como terapia alternativa a los ejercicios.

La fuerza ósea se ve mejorada por los ejercicios de resistencia de soporte de peso y el entrenamiento de la fuerza muscular. Además, los ejercicios aeróbicos y el entrenamiento de resistencia ayudan a mantener o aumentar la densidad mineral ósea (DMO) en mujeres posmenopáusicas. El ejercicio regular y el yoga ayudan a disminuir la tasa de envejecimiento del esqueleto. Independientemente de la edad, las personas que mantienen un estilo de vida activo tienen una masa ósea significativamente mayor en comparación con las personas sedentarias. Este beneficio se mantiene en la séptima y octava década de la vida. Los ejercicios de la naturaleza de soportar peso, que incluyen caminar, correr, bailar, saltar a la cuerda, todas las actividades como el entrenamiento de resistencia de circuito en el que se pueden generar fuerzas musculares significativas contra los huesos largos del cuerpo son extremadamente beneficiosos.

Si la mujer ya ha comenzado a perder la masa o es susceptible a fracturas por sobrecarga vertebral, correr puede ejercer demasiada presión sobre las rodillas, los tobillos y la columna lumbar. Además, las actividades que soportan peso, como caminar o correr, sólo benefician a las extremidades inferiores y no hacen nada para fortalecer las muñecas, los codos, los hombros o la parte superior de la espalda. El inconveniente de los ejercicios aeróbicos es que hay una disminución correspondiente de la grasa corporal que puede resultar en la pérdida de la DMO.

El entrenamiento de resistencia, como el ejercicio con pesas libres o el entrenamiento en circuito, es un método particularmente eficaz para fortalecer los huesos. Las mujeres posmenopáusicas que realizan ejercicios de entrenamiento con resistencia regular causan un incremento del 1% en la DMO. 443 Este programa de capacitación requiere equipo específico elaborado que es costoso. También necesita un lugar especial para realizar este régimen de entrenamiento resistido.

Este ensayo experimental pre-post se realizó para encontrar los efectos de las yogasanas sobre la osteoporosis en mujeres posmenopáusicas. Los resultados mostraron una mejoría en la DMO (como lo demuestra el aumento en la puntuación T de la exploración DEXA en la columna lumbar).

***El autor correspondiente Aiswarya Dileep:** Departamento de Periodoncia, Facultad de Odontología y Hospital de Rajarajeswari, Bangalore, India; correo electrónico: dileepaiswarya438@gmail.com

La puntuación de la DMO de la columna vertebral mostró una mejoría desde la puntuación T previa de -2,69 hasta la puntuación T posterior de -2,55, lo que sugiere una gran importancia[Tabla 3], donde $P < 0,05$. Por lo tanto, con varios yogasanas que soportan peso, la DMO ha mejorado. El estudio también mostró que la intervención a cualquier edad puede revertir y mejorar las pérdidas de DMO impuestas por la menopausia o el envejecimiento.

La mejora de la DMO puede atribuirse a los efectos de la mecanotransducción, que desempeña un papel importante en la curación de las fracturas patológicas, las adaptaciones físicas y, lo que es más importante, las adaptaciones terapéuticas a la osteogénesis. 444 Con el fin de satisfacer las exigencias funcionales del entorno mecánico, se lleva a cabo la remodelación física del hueso. Se mantiene un equilibrio dinámico entre el proceso de osteogénesis y la reabsorción ósea mediante una carga mecánica que activa los mecanotransductores para ello.

Un estudio piloto realizado por Fishman mostró una mejora significativa en la puntuación T en la columna vertebral y la cadera en un período de 2 años. El estudio incluyó varias yogasanas como trikonasana, bhujanganasa, setu bandhasana y paschimotasana que también fueron un componente del estudio actual. El estudio anterior mostró un mayor aumento de la DMO en la cadera en comparación con la columna vertebral.

El estudio realizado por Angin y Erden mostró una mejoría en la puntuación T, aunque no hubo diferencias significativas entre las mejoras medias obtenidas después del programa de ejercicios para los grupos osteoporóticos posmenopáusicos y osteopénicos, pero el 43,8% de las mujeres osteoporóticas tenían una puntuación T que mostraba osteopenia, y el 23,5% de las mujeres osteopénicas tenían una puntuación T dentro del rango normal.

Un estudio realizado al comparar los efectos del protocolo de ejercicios de prevención de la osteoporosis versus caminar para prevenir la osteoporosis en mujeres jóvenes, por Soomro et al., no mostró diferencias en la puntuación T de ambos grupos después de 3 meses de intervención, lo que implicó que se realizaran estudios adicionales de mayor duración para evaluar la eficacia del protocolo de ejercicios.

Yogasanas también ha contribuido a mejorar la movilidad articular, la amplitud de movimiento y la flexibilidad de los músculos. Tiene efectos positivos en pacientes con dolor de espalda, artritis y problemas relacionados con el aumento del riesgo de caídas, lo que podría conducir a fracturas osteoporóticas. Ayuda a mejorar la calidad de vida general de un individuo.
El Pranayama ayuda a relajar el cuerpo y la mente, regula la presión arterial y la frecuencia cardíaca y mejora la función pulmonar de las personas que sufren de asma.

***El autor correspondiente Aiswarya Dileep:** Departamento de Periodoncia, Facultad de Odontología y Hospital de Rajarajeswari, Bangalore, India; correo electrónico: dileepaiswarya438@gmail.com

También trata el estrés, la ansiedad, la depresión, las enfermedades relacionadas con el estrés, etc.

Una observación adicional fue que las yogasanas eran un método seguro de actividad física y no tenían efectos adversos si eran dirigidas a mujeres en su edad posmenopáusica por un practicante de yoga capacitado; como se observó en la población del estudio. Por lo tanto, se llegó a la conclusión de que varios tipos de asanas que soportan peso, así como las que no lo soportan, junto con el Pranayama y el suryanamaskar, son eficaces para mejorar la DMO y que los ejercicios de yoga integrados deberían ser un componente importante de cualquier régimen de ejercicios para el tratamiento de la osteoporosis.

Se han descrito y evaluado varias intervenciones de ejercicios, diseñadas para estimular el crecimiento óseo y preservar la masa ósea. Las intervenciones son típicamente aquellas que estresan o cargan mecánicamente los huesos (cuando los huesos soportan el peso del cuerpo o cuando se resiste el movimiento, por ejemplo cuando se usan pesas) e incluyen ejercicios aeróbicos, de levantamiento de pesas y de resistencia.

En general, se piensa que el desuso (no usar las extremidades o períodos prolongados de inactividad) y la descarga del esqueleto promueve la reducción de la masa ósea (Zerwekh 1998), mientras que la carga promueve el aumento de la masa ósea. Los efectos de la carga mecánica se han demostrado en atletas que realizan ejercicios de alto impacto (Taaffe 1997) y en ratas (Robling 2002). La carga mecánica a través del ejercicio tiene el potencial de ser una manera segura y efectiva de evitar o retrasar el inicio de la osteoporosis en mujeres posmenopáusicas. La versión anterior de esta revisión (Bonaiuti 2002) concluyó que el ejercicio tiene efectos beneficiosos sobre la densidad ósea de la cadera y la columna vertebral, aunque son raros los estudios a largo plazo que incluyen datos sobre fracturas. Además, los ejercicios de fuerza y equilibrio contribuyen a la reducción del riesgo de fractura a través de su eficacia en la reducción del riesgo de caídas (Gillespie 2009).
Badsha H. et al. realizaron un estudio piloto de 8 semanas para evaluar una intervención de un programa de yoga estructurado cada dos semanas especialmente estructurado para la artritis reumatoide. Evaluaron el impacto de este programa en los índices de actividad de la enfermedad, la discapacidad, la calidad de vida y el impacto en el tratamiento. Se observaron beneficios significativos en las puntuaciones de actividad de la enfermedad, la capacidad de reducir los medicamentos y la fatiga.

En el primer estudio, publicado en Menopausia, los autores examinaron los cambios en la frecuencia y la percepción de los síntomas vasomotores (sofocos y sudores nocturnos) por grupo (yoga, ejercicio o controles de la actividad habitual). No se encontraron diferencias para los síntomas vasomotores; sin embargo, las mujeres del grupo de yoga informaron mejorías modestas en la calidad del sueño y una reducción en el insomnio y los síntomas depresivos.

***El autor correspondiente Aiswarya Dileep:** Departamento de Periodoncia, Facultad de Odontología y Hospital de Rajarajeswari, Bangalore, India; correo electrónico: dileepaiswarya438@gmail.com

el segundo estudio, recientemente publicado en American Journal of Obstetrics and Gynecology, los autores se centraron en la calidad de vida (CdV) de las mujeres. A los participantes del estudio se les pidió que completaran la medida de Calidad de Vida de la Menopausia (MENQOL) y cuestionarios relacionados con la calidad del sueño, el estrés, el dolor, el disfrute de la vida, la actividad, la función sexual, los síntomas depresivos y de ansiedad, y la interferencia de los sofocos con las actividades diarias al comienzo del estudio y después de la intervención de 12 semanas.

En comparación con el grupo de actividad habitual, los del grupo de yoga informaron una mejor calidad de vida (CdV) y una mejor función sexual y menos interferencia por sofocos en comparación con los controles después del programa de 12 semanas. Estos cambios no se observaron para los grupos de ejercicio o de omega-3 en comparación con los controles. Los miembros del grupo de ejercicio reportaron mejorías en su calidad de vida física.
Es importante señalar que el primer estudio publicado en Menopausia no informó efectos sobre los síntomas vasomotores, mientras que el segundo estudio indicó una mejoría modesta. El estudio inicial examinó la frecuencia de los sofocos y los sudores nocturnos (número promedio de ocurrencias). El segundo estudio examinó la experiencia subjetiva de las mujeres de si los sofocos afectaban sus actividades.

CONCLUSIÓN: En general, se piensa que el desuso (no usar las extremidades o períodos prolongados de inactividad) y la descarga del esqueleto promueve la reducción de la masa ósea (Zerwekh 1998), mientras que la carga promueve el aumento de la masa ósea. Los efectos de la carga mecánica se han demostrado en atletas que realizan ejercicios de alto impacto (Taaffe 1997) y en ratas (Robling 2002). La carga mecánica a través del ejercicio tiene el potencial de ser una manera segura y efectiva de evitar o retrasar el inicio de la osteoporosis en mujeres posmenopáusicas. La versión anterior de esta revisión (Bonaiuti 2002) concluyó que el ejercicio tiene efectos beneficiosos sobre la densidad ósea de la cadera y la columna vertebral, aunque son raros los estudios a largo plazo que incluyen datos sobre fracturas. Además, los ejercicios de fuerza y equilibrio contribuyen a la reducción del riesgo de fractura a través de su eficacia en la reducción del riesgo de caídas (Gillespie 2009).

***El autor correspondiente Aiswarya Dileep:** Departamento de Periodoncia, Facultad de Odontología y Hospital de Rajarajeswari, Bangalore, India; correo electrónico: dileepaiswarya438@gmail.com

REFERENCIAS

1. Looker AC, Orwoll ES, Johnston CC Jr, Lindsay RL, Wahner HW, Dunn WL, Calvo MS, Harris TB, Heyse SP. Prevalencia de baja densidad ósea femoral en adultos mayores de EE.UU. a partir de NHANES III. J Bone Miner Res 1997: 12: 1761-1768.
2. Melton LJ, 3rd, Lane AW, Cooper C, Eastell R, O'Fallon WM, Riggs BL. Prevalencia e incidencia de deformidades vertebrales. Osteoporos Int 1993: 3: 113-119.
3. Kannus P, Niemi S, Parkkari J, Palvanen M, Vuori I, Jarvinen M. Fracturas de cadera en Finlandia entre 1970 y 1997 y predicciones para el futuro. Lancet 1999: 353: 802-805.
4. Kribbs PJ, Chesnut CH, 3rd, Ott SM, Kilcoyne RF. Relaciones entre el hueso mandibular y el esqueleto en una población de mujeres normales. J Prosthet Dent 1990: 63: 86
5. von Wowern N, Klausen B, Kollerup G. Osteoporosis: un factor de riesgo en la enfermedad periodontal. J Periodontol 1994: 65: 1134- 1138.
6. Jacobs R, Ghyselen J, Koninckx P, van Steenberghe D. Evaluación de la masa ósea a largo plazo de la mandíbula y la columna lumbar en un grupo de mujeres que reciben terapia de reemplazo hormonal. Eur J Oral Sci 1996: 104: 10
7. Streckfus CF, Johnson RB, Nick T, Tsao A, Tucci M. Comparación de la pérdida ósea alveolar, densidad ósea alveolar y segunda densidad ósea metacarpiana, interleucina 6 del líquido gingival y salival en mujeres sanas premenopáusicas y posmenopáusicas en terapia con estrógenos. J Gerontol A Biol Sci Med Sci 1997: 52: 343-351.
8. Southard KA, Southard TE, Schlechte JA, Meis PA. La relación entre la densidad de los procesos alveolares y la del hueso poscraneal. J Dent Res 2000: 79: 964-969.
9. Shrout MK, Hildebolt CF, Potter BJ, Brunsden TK, Pilgram TK, Dotson M, Yokoyama-Crothers N, Hauser J, Cohen S, Kardaris E, Civitelli R, Hanes P. Comparación de las mediciones morfológicas extraídas de las radiografías dentales digitalizadas con las mediciones de la densidad mineral ósea lumbar y femoral en mujeres posmenopáusicas. J Periodontol 2000: 71: 335-340.
10. Jeffcoat MK, Lewis CE, Reddy MS, Wang CY, Redford M. Post-menopausal bone loss and its relationship to oral bone loss. Periodontol 2000 2000: 23: 94

***El autor correspondiente Aiswarya Dileep:** Departamento de Periodoncia, Facultad de Odontología y Hospital de Rajarajeswari, Bangalore, India; correo electrónico: dileepaiswarya438@gmail.com

11. Jonasson G, Bankvall G, Kiliaridis S. Estimación de la densidad mineral ósea esquelética mediante el patrón trabecular del hueso alveolar, su espesor interdental y la masa ósea de la mandíbula. Oral Surg Oral Med Oral Pathol Oral Radiol Endod 2001: 92: 346-352.

12. Elders PJ, Habets LL, Netelenbos JC, van der Linden LW, van der Stelt PF. La relación entre la periodontitis y la masa ósea sistémica en mujeres entre 46 y 55 años de edad. J Clin Periodontol 1992: 19: 492-496.

13. 3. Hildebolt CF, Pilgram TK, Dotson M, Yokoyama-Crothers N, Muckerman J, Hauser J, Cohen S, Kardaris E, Vannier MW, Hanes P, Shrout MK, Civitelli R. Pérdida de apego con la edad postmenopáusica y fumar. J Periodontal Res 1997: 32: 619-625.

14. Lundstrom A, Jendle J, Stenstrom B, Toss G, Ravald N. Periodontal conditions in 70-year-old women with osteoporosis. Swed Dent J 2001: 25: 89 -96.

15. von Wowern N, Klausen B, Kollerup G. Osteoporosis: un factor de riesgo en la enfermedad periodontal. J Periodontol 1994: 65: 1134- 1138.
16. Tezal M, Wactawski-Wende J, Grossi SG, Ho AW, Dunford R, Genco RJ. La relación entre la densidad mineral ósea y la periodontitis en mujeres posmenopáusicas. J Periodontol 2000: 71: 1492-1498.13.
17. Sparrowe L. Bueno hasta los huesos. Yoga J 2001. p. 112.
18. Phoosuwan M, Kritpet T, Yuktanandana P. The effects of weight bearing yoga training on the bone resorption markers of the postmenopausal women. J Med Assoc Thai 2009;92 Suppl5:S102-8.
19. Woodyard C. Explorando los efectos terapéuticos del yoga y su capacidad para aumentar la calidad de vida. Int J Yoga 2011;4:49-54.
20. Sander E. Menopausia a la manera del yoga. Yoga J 1996;126:68.
21. Tüzün S, Aktas I, Akarirmak U, Sipahi S, Tüzün F. El yoga puede ser un entrenamiento alternativo para la calidad de vida y el equilibrio en la osteoporosis posmenopáusica. Eur J Phys Rehabil Med 2010;46:69-72.
22. Ramaswamy B, Shapiro CL. Osteopenia y osteoporosis en mujeres con cáncer de mama. Semin Oncol 2003;30:763-75
23. Martin D, Notelovitz M. Effects of aerobic training on bone mineral density of postmenopausal women. J Bone Miner Res 1993;8:931-6

***El autor correspondiente Aiswarya Dileep:** Departamento de Periodoncia, Facultad de Odontología y Hospital de Rajarajeswari, Bangalore, India; correo electrónico: dileepaiswarya438@gmail.com

24. Kronhed AC, Möller M. Efectos del ejercicio físico sobre la masa ósea, el equilibrio y la capacidad aeróbica en mujeres y hombres con baja densidad mineral ósea, tras un año de entrenamiento - Un estudio prospectivo. Scand J Med Sci Sports 1998;8(5 Pt 1):290-8
25. Huang C, Ogawa R. Mechanotransducción en la reparación y regeneración ósea. FASEB J 2010;24:3625-32.
26. Fishman LM. Yoga para la osteoporosis: un estudio piloto. Top Geriatr Rehabilitación 2009;25:244-50.
27. Angin E, Erden Z. The effect of group exercise on postmenopausal osteoporosis and osteopenia. Acta Orthop Traumatol Turc 2009;43:343-50.
28. Soomro RR, Ahmed SI, Khan M, Ali SS. Comparar los efectos del Protocolo de Ejercicio para la Prevención de la Osteoporosis (OPEP) versus caminar en la prevención de la osteoporosis en mujeres jóvenes. Pak J Med Sci 2015;31:336-40.

***El autor correspondiente Aiswarya Dileep:** Departamento de Periodoncia, Facultad de Odontología y Hospital de Rajarajeswari, Bangalore, India; correo electrónico: dileepaiswarya438@gmail.com

CAPÍTULO 6

MEDICINA INTEGRADA[INGENIERÍA INTERNA], EMBARAZO Y PERIODONCIA

Aiswarya Dileep*1, Krishna Kripal1,Anuroopa P1

1Department *of Periodontology, Rajarajeswari Dental College and Hospital, Bangalore, India*

Resumen: Los bebés de bajo peso al nacer (es decir, los que pesan menos de 2.500 g al nacer) tienen 40 veces más probabilidades de morir durante el período neonatal que los bebés de peso normal al nacer.449 Los bebés de bajo peso al nacer que sobreviven el período neonatal tienen un mayor riesgo de sufrir anomalías congénitas, trastornos respiratorios y discapacidades del neurodesarrollo.

Palabras clave: Embarazo, Trabajo de parto prematuro, Ingeniería interna

INTRODUCCIÓN:

Los costos sociales y financieros de los lactantes de BPN son enormes, y se prefiere hacer hincapié en la prevención de la BPN a los cuidados intensivos de alto costo que a menudo se requieren para permitir la supervivencia de los lactantes de BPN. La causa principal de los partos de BPN es la labor pretérmino o la ruptura prematura de membranas (RPM). Factores como el tabaquismo, el alcohol o el uso de drogas durante el embarazo; la atención prenatal inadecuada; la raza; el bajo nivel socioeconómico; la hipertensión; la edad materna alta o baja; la diabetes; y las infecciones del tracto genitourinario aumentan el riesgo de parto prematuro de bajo peso al nacer. Sin embargo, estos factores de riesgo no están presentes en aproximadamente una cuarta parte de los casos de BPN pretérmino, lo que resulta en la búsqueda continua de otras causas.36,100 La investigación ha examinado la relación entre la infección materna y la labor de parto pretérmino, la RPM y el parto de BPN. El verdadero alcance de esta relación es difícil de determinar, porque la mayoría de las infecciones maternas pueden ser subclínicas. Las infecciones del tracto genitourinario se han asociado con resultados adversos del embarazo. Las mujeres con bacteriuria tienen mayores tasas de parto prematuro, y el tratamiento antibiótico de la bacteriuria ha resultado en una disminución significativa de las tasas de parto prematuro en comparación con el tratamiento con placebo.47,100 La colonización vaginal con especies de estreptococos o bacteroides del grupo B aumenta el riesgo de PROM, parto prematuro y neonatos de BPN.

***El autor correspondiente Aiswarya Dileep:** Departamento de Periodoncia, Facultad de Odontología y Hospital de Rajarajeswari, Bangalore, India; correo electrónico: dileepaiswarya438@gmail.com

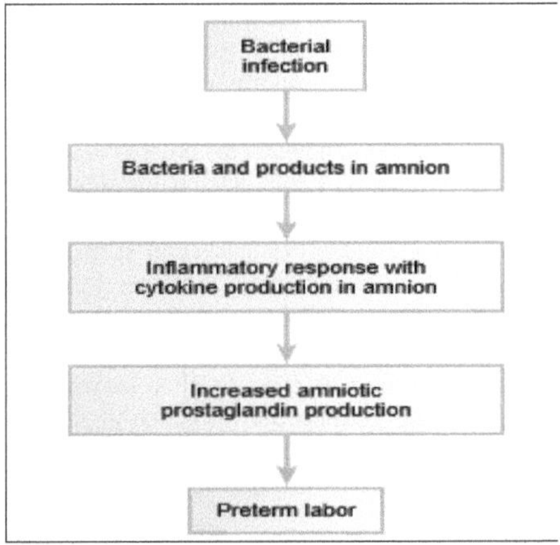

Figura 6.1: Mecanismo en el que la infección induce el parto prematuro

Papel de la periodontitis

La periodontitis es una infección remota por gramnegativos que puede jugar un papel importante en los bebés de bajo peso al nacer. Como se discutió anteriormente, los organismos periodontopáticos y sus productos pueden tener efectos de amplio espectro que son probablemente mediados a través de la estimulación de la producción de citocinas del huésped en los tejidos diana. Los estudios en animales sugieren que los depósitos remotos de organismos gramnegativos y sus productos pueden tener un impacto negativo en el resultado del embarazo. P. gingivalis implantada en cámaras subcutáneas durante la gestación causó aumentos significativos en los niveles de TNF-α y PGE2[1]. Esta infección subcutánea localizada resultó en un aumento significativo de la muerte fetal y una disminución del peso fetal al nacer para aquellos que permanecieron viables en comparación con los animales de control que no fueron inoculados. Hubo una correlación significativa entre los niveles de TNF-α y PGE2 y entre estos niveles y la muerte fetal y el retraso del crecimiento. Estos datos sugieren que una infección remota no diseminada con P. gingivalis puede resultar en resultados anormales en el embarazo en este modelo. También se observó una disminución del peso fetal al nacer y un aumento de la muerte fetal después de inyecciones intravenosas con LPS derivadas de P. gingivalis[2]. Este efecto se incrementó enormemente cuando los LPS de P. gingivalis se administraron antes del apareamiento, lo que indica que la inmunización repetida con P. gingivalis LPSs no proporciona protección durante el embarazo, sino que potencia los efectos negativos de la exposición a los LPS durante la gestación. La

***El autor correspondiente Aiswarya Dileep:** Departamento de Periodoncia, Facultad de Odontología y Hospital de Rajarajeswari, Bangalore, India; correo electrónico: dileepaiswarya438@gmail.com

periodontitis experimental inducida por P. gingivalis en modelos animales resultó en una disminución del peso fetal al nacer y un aumento de los niveles de líquido amniótico de TNF-α y PGE2[3]. Esto proporciona evidencia directa de que la infección periodontal puede afectar el ambiente fetal y los resultados del embarazo. Estos estudios en animales han llevado al examen de los efectos potenciales de la periodontitis sobre el resultado de la preñez en humanos. Esta relación ha sido examinada en numerosos estudios de muchos países de todo el mundo. En un estudio inicial de casos y controles de 124 mujeres en los Estados Unidos (93 casos con al menos un parto de BPN y 31 controles con al menos un parto de BPN), Offenbacher y sus colegas101 encontraron que las mujeres que tenían bebés de BPN también tenían una pérdida de apego clínico significativamente mayor que las mujeres que tenían bebés de BPN. Después de ajustar los factores de riesgo conocidos para el parto de BPN, las mujeres con periodontitis que resultaron en más de 3 mm de pérdida del apego en al menos el 60% de los sitios tuvieron un riesgo 7,5 veces mayor de tener un bebé de BPN. De hecho, la periodontitis contribuyó a más casos de BPN prematuro que el consumo de tabaco o alcohol durante el embarazo.

En un gran estudio prospectivo de más de 1300 mujeres embarazadas, los sujetos con periodontitis generalizada tenían un riesgo cinco veces mayor de parto prematuro antes de las 35 semanas de gestación y un riesgo siete veces mayor de parto antes de las 32 semanas de gestación en comparación con las mujeres sin periodontitis[4]. Estos y otros estudios indican una fuerte asociación entre la infección periodontal y los resultados adversos del embarazo. Sin embargo, no todos los estudios demuestran tal relación. Por ejemplo, un gran estudio de casos y controles que incluyó a más de 900 mujeres brasileñas no mostró diferencias significativas en el estado periodontal entre las mujeres con partos normales en comparación con las que tuvieron partos prematuros o de bajo peso al nacer[5]. Excelentes revisiones sistemáticas han examinado la amplia gama de estudios que evalúan la relación entre la periodontitis y los resultados del embarazo. Un meta-análisis de 17 estudios en los que participaron más de 7000 sujetos confirmó una relación significativa entre la periodontitis y los recién nacidos prematuros o de bajo peso al nacer[6]. La estimación agrupada del riesgo de tener neonatos prematuros o de bajo peso al nacer en madres con enfermedad periodontal fue de 2,83 en comparación con las madres sin enfermedad periodontal.

En una revisión sistemática y meta-análisis de 11 estudios prospectivos que incluyeron a más de 12,000 mujeres, 9 de los estudios mostraron un aumento estadísticamente significativo en el riesgo de resultados adversos del embarazo en mujeres con periodontitis materna. La periodontitis se asoció con un aumento significativo del riesgo de parto prematuro (cociente de riesgos, 1,70) y BPN (cociente de riesgos, 2,11). Un mecanismo potencial por el cual la enfermedad periodontal podría afectar el resultado del embarazo es a través de la diseminación sistémica de patógenos periodontales.

***El autor correspondiente Aiswarya Dileep:** Departamento de Periodoncia, Facultad de Odontología y Hospital de Rajarajeswari, Bangalore, India; correo electrónico: dileepaiswarya438@gmail.com

En un estudio transversal, las mujeres que tenían bebés de bajo peso al nacer tenían niveles significativamente más altos de Aggregatibacter (antes Actinobacillus) actinomycomitans, Tannerella forsythia, P. gingivalis y Treponema denticola en su placa subgingival que las mujeres control que tenían bebés de bajo peso al nacer. Los estudios de los niveles de anticuerpos de inmunoglobulina M (IgM) fetal han encontrado una seropositividad de anticuerpos fetales notablemente alta a las bacterias orales. 457Esto indica que la respuesta inmune fetal es activada en el útero por antígenos bacterianos derivados de la cavidad oral. De hecho, se ha demostrado que los bebés prematuros tienen una prevalencia tres veces mayor de seropositividad IgM que muchos de los clásicos periodontopatógenos en comparación con los bebés nacidos a término. En particular, el 20% de los recién nacidos prematuros tuvieron una respuesta positiva de IgM al recto de Campylobacter, en comparación con el 6,3% de los recién nacidos a término. La prevalencia de seropositividad IgM fetal a otros periodontopatógenos como P. intermedia, P. micros y F. nucleatum fue de cuatro a ocho veces mayor en los recién nacidos prematuros en comparación con los recién nacidos a término normales. Esto sugiere que el sistema inmunológico de los bebés prematuros a menudo se ve desafiado por organismos de la cavidad oral de la madre.
Las mujeres que tenían bebés de bajo peso al nacer también tenían niveles más altos de líquido crevicular gingival (FCG), PGE2 e IL-1.100. En las mujeres primíparas (aquellas que experimentaban un primer nacimiento), los niveles de FCG de FCG de PGE2 estaban inversamente relacionados con el peso al nacer de sus bebés. Las mujeres con niveles más altos de PGE2 en su GCF tuvieron bebés más pequeños y más prematuros. Se ha demostrado que los niveles de GCF de IL-1 y PGE2 se correlacionan altamente con los niveles intraamnióticos de IL-1 y PGE2. De hecho, la medición de los niveles de GCF de estos mediadores inflamatorios se ha sugerido como un medio menos invasivo que la amniocentesis para el cribado de mujeres embarazadas en busca de niveles elevados de IL-1 y PGE2 amnióticos[7]. Por lo tanto, las mujeres que tuvieron bebés de bajo peso al nacer a menudo tenían una mayor prevalencia y gravedad de la periodontitis, más inflamación gingival, niveles más altos de patógenos periodontales putativos y una respuesta inflamatoria subgingival elevada en comparación con las mujeres que tuvieron bebés de bajo peso al nacer; además, el mayor desafío bacteriano puede tener efectos sistémicos más amplios, lo que resulta en un desafío elevado para el sistema inmunitario fetal.

La enfermedad periodontal puede aumentar el riesgo de preeclampsia. Este trastorno hipertensivo afecta entre el 5% y el 10% de los embarazos, y es una de las principales causas de morbilidad y mortalidad perinatal y materna. La preeclampsia tiene múltiples etiologías potenciales, varias de las cuales implican cambios vasculares en la placenta que son similares a los observados con la aterosclerosis. La presencia de periodontitis durante el embarazo o un empeoramiento de la enfermedad periodontal durante el embarazo se asocia con un riesgo doble a 2,5 veces mayor de preeclampsia[8]. En un estudio, las mujeres con preeclampsia grave tenían 3,8 veces más probabilidades de presentar enfermedad periodontal extensa que las mujeres normotensas, mientras que

***El autor correspondiente Aiswarya Dileep:** Departamento de Periodoncia, Facultad de Odontología y Hospital de Rajarajeswari, Bangalore, India; correo electrónico: dileepaiswarya438@gmail.com

las mujeres con preeclampsia leve tenían 2,4 veces más probabilidades de tener enfermedad periodontal extensa que las mujeres normotensas[9]. Una revisión sistemática encontró una relación significativa entre la enfermedad periodontal y el riesgo de preeclampsia en ocho de los 12 estudios revisados. 460 Otra revisión sistemática grande encontró que la enfermedad periodontal se asoció con un aumento general significativo del 76% en el riesgo de preeclampsia. Numerosos ensayos de intervención han examinado los efectos del tratamiento de la enfermedad periodontal durante la gestación en lugar de esperar hasta después del parto para proporcionar la atención necesaria. En un estudio de 351 mujeres embarazadas con periodontitis, las mujeres que recibieron raspado y alisado radicular antes de las 28 semanas de gestación, seguido de profilaxis cada 2 semanas hasta el parto, tuvieron una tasa de BPN del 1,8%.

Por el contrario, las mujeres que no recibieron terapia periodontal durante la gestación, sino que fueron tratadas después del parto, tuvieron una tasa de LBW de 10.1%. De manera similar, Jeffcoat y sus colegas[10] encontraron una tasa reducida de nacimientos prematuros entre las mujeres que recibieron terapia periodontal mecánica durante la gestación. Por el contrario, otros estudios han demostrado que proporcionar tratamiento periodontal durante el embarazo mejora la salud periodontal pero tiene un impacto mínimo en el resultado del embarazo[11]. Las revisiones sistemáticas con metanálisis han producido resultados contradictorios con respecto a la repercusión del tratamiento periodontal en el resultado del embarazo. También han enfatizado la dificultad inherente al análisis de dichos estudios como resultado de la variabilidad entre los estudios en cuanto a las definiciones de enfermedad periodontal utilizada y los tipos de tratamiento periodontal que se proporcionan a los pacientes. Además, hay grandes diferencias en la tasa general de resultados adversos del embarazo en las diversas poblaciones estudiadas.

Por ejemplo, una revisión sistemática de 13 ensayos controlados aleatorios que incluyeron más de 6 800 nacidos vivos y que examinaron el efecto del tratamiento periodontal materno o de la ausencia de tratamiento periodontal sobre el peso al nacer y el parto prematuro demostró que el tratamiento periodontal se asoció con una disminución de la tasa de resultados adversos del embarazo en 8 de los 13 estudios. 463 Sin embargo, el metanálisis del conjunto total de datos no mostró efectos significativos del tratamiento periodontal sobre el nacimiento prematuro.
o LBW.
Otra excelente revisión sistemática de 11 ensayos controlados aleatorios distinguió entre las poblaciones objeto de estudio con una tasa global baja de resultados adversos del embarazo y las poblaciones con una tasa alta de resultados adversos. 464 En general, el tratamiento periodontal durante la gestación no se asoció con una disminución en las tasas de nacimientos prematuros. Sin embargo, cuando se compararon los estudios con una alta incidencia de parto prematuro (es decir, del 22% al 62%) con los estudios con una incidencia más baja (es decir, del 4% al 10%), el tratamiento periodontal se asoció con una reducción significativa de la tasa de parto prematuro y MBP en el grupo de alto riesgo pero no en el grupo de bajo

***El autor correspondiente Aiswarya Dileep:** Departamento de Periodoncia, Facultad de Odontología y Hospital de Rajarajeswari, Bangalore, India; correo electrónico: dileepaiswarya438@gmail.com

riesgo. Esto sugiere que el tratamiento periodontal durante la gestación puede ser más apropiado para las mujeres con un mayor riesgo de resultados adversos del embarazo.

Efecto de la ingeniería interna en el embarazo

Dhikav et al. realizaron un estudio para pacientes con eyaculación precoz (EP) y compararon su eficacia con la fluoxetina, una opción de tratamiento conocida para la EP. Encontraron que todos los pacientes que pertenecían al yoga y 25 de 30 del grupo de fluoxetina (82,3%) tuvieron una mejoría estadísticamente significativa en la EP. Ellos han concluido que el yoga parece ser una opción no farmacológica factible, segura, efectiva y aceptable para la EP.

Janke et al[18] realizaron un estudio para examinar el efecto de la relajación sobre el resultado del trabajo de parto prematuro. La muestra total estaba compuesta por 107 mujeres con gestaciones de feto único, contracciones documentadas con cambio cervical y membranas intactas. El grupo experimental fue instruido en un ejercicio de relajación progresiva. A los participantes se les dieron cintas del ejercicio y se les instruyó que lo hicieran diariamente. Los resultados del estudio incluyeron la edad gestacional al nacer, la tasa de prolongación del embarazo y el peso al nacer... Se encontró una respuesta positiva a la intervención de relajación: El grupo experimental tuvo gestaciones significativamente más largas y recién nacidos más grandes en comparación con los grupos control y no adherentes. El tratamiento de relajación marcó una diferencia en el resultado del trabajo de parto prematuro. Las mujeres que practicaban la relajación tenían recién nacidos más grandes, gestaciones más largas y tasas más altas de prolongación del embarazo.

En un ensayo de control aleatorio con sesenta mujeres primíparas, asignadas aleatoriamente a un programa de yoga prenatal consistió en una clase de yoga supervisada, tres veces por semana los investigadores después de tomar en cuenta los factores de riesgo encontraron que en la etapa del parto.466
El grupo de yoga experimentó un dolor menos intenso, y a las 2 horas después de la primera y la segunda sesión de yoga.

segundas mediciones en comparación con el control

- La entrega natural se encontró más en el grupo de intervención de yoga en comparación con el

a un mayor porcentaje de cesáreas en control

***El autor correspondiente Aiswarya Dileep:** Departamento de Periodoncia, Facultad de Odontología y Hospital de Rajarajeswari, Bangalore, India; correo electrónico: dileepaiswarya438@gmail.com

- El grupo de yoga también demostró una menor frecuencia de inducción del trabajo de parto

- Y una duración más corta de la segunda y tercera etapa del trabajo de parto

Dr. Jahdi. F, dijo el autor principal, -El yoga durante el embarazo puede contribuir a reducir el dolor del trabajo de parto y a mejorar la adecuación del parto.
Otro estudio en apoyo al análisis anterior, realizado por la Universidad Príncipe de Songkla 1, en el que se examinaron los efectos de un programa de yoga incluyó seis sesiones de 1 hora en semanas prescritas de gestación durante el embarazo, sobre la comodidad materna, el dolor durante el trabajo de parto y los resultados del parto. también sugirió que

1. El grupo de yoga expresó mayores niveles de comodidad materna durante el trabajo de parto y 2 horas después del trabajo de parto.
2. Menos dolor durante el parto
3. Aunque ambos grupos experimentaron el mismo dolor aumentó y la comodidad materna
al principio, el grupo de yoga mostró una disminución del dolor y la incomodidad durante el trabajo de parto
progresado
4. Por último, las mujeres en la clase de yoga tuvieron una duración más corta de la primera etapa del trabajo de parto.
y tiempo total de trabajo.

CONCLUSIÓN: El yoga durante el embarazo puede contribuir a reducir el dolor del trabajo de parto y a mejorar la adecuación del parto.
Otro estudio en apoyo al análisis anterior, realizado por la Universidad Príncipe de Songkla 1, examinó los efectos de un programa de yoga que incluyó seis sesiones de 1 hora a semanas prescritas de gestación durante el embarazo, sobre la comodidad materna, el dolor durante el parto y los resultados del parto.

***El autor correspondiente Aiswarya Dileep:** Departamento de Periodoncia, Facultad de Odontología y Hospital de Rajarajeswari, Bangalore, India; correo electrónico: dileepaiswarya438@gmail.com

REFERENCIAS

1. Zope SA, Zope RA. Sudarshan kriya yoga: Respiración para la salud. Int J Yoga 2013;6:4-10
2. McCormick MC: La contribución del bajo peso al nacer a la mortalidad infantil y la morbilidad infantil. N Engl J Med 312:82-90, 1985.
3. Collins JG, Windley HW, III, Arnold RR, et al: Effects of a Porphyromonas gingivalis infection on inflamatory mediator response and pregnancy outcome in hamsters. Infect Immun 62:4356-4361, 1994.
4. ollins JG, Smith MA, Arnold RR, et al: Efectos de un lipopolisacárido de Escherichia coli y Porphyromonas gingivalis sobre el resultado del embarazo en el hámster dorado. Infect Immun 62:4652-4655, 1994.
5. Offenbacher S, Jarad HL, O'Reilly PG, et al: Potenciales mecanismos patógenos de las complicaciones del embarazo asociadas con la periodontitis. Ann Periodontol 3:233-250, 1998.
6. Jeffcoat MK, Guers NC, Reddy MS, et al: Infección periodontal y parto prematuro: resultados de un estudio prospectivo. J Am Dent Assoc 132:875-880, 2001.
7. Bassani DG, Olinto MT, Kreiger N: Periodontal disease and perinatal outcomes: a case-control study. J Clin Periodontol 34:31-39, 2007.
8. Vergnes J-N, Sixou M: Preterm low birth weight and maternal periodontal status: a meta-analysis. Am J Obstet Gynecol 196:135.e1- 135.e7, 2007.
9. Chambrone L, Guglielmetti MR, Pannuti CM, et al: Grado de evidencia que asocia la periodontitis al nacimiento prematuro y/o bajo peso al nacer: I. Una revisión sistemática de estudios de cohortes prospectivos. J Clin Periodontol 38:795-808, 2011.
10. Madianos PN, Murtha AP, Boggess KA, et al: Periodontitis materna y prematuridad. Parte II: infección materna y exposición fetal. Ann Periodontol 6:175-182, 2001.
11. Boggess KA, Lieff S, Murtha AP, et al: La enfermedad periodontal materna se asocia con un mayor riesgo de preeclampsia. Obstet Gynecol 101:227-231, 2003.
12. Canakci V, Canakci CF, Yildrim A, et al: La enfermedad periodontal aumenta el riesgo de preeclampsia grave entre las mujeres embarazadas. J Clin Periodontol 34:639-645, 2007.
13. Kunnen A, van Doormaal JJ, Abbas F, et al: Periodontal disease and pre-eclampsia: a systematic review. J Clin Periodontol 37:1075- 1087, 2010.

***El autor correspondiente Aiswarya Dileep:** Departamento de Periodoncia, Facultad de Odontología y Hospital de Rajarajeswari, Bangalore, India; correo electrónico: dileepaiswarya438@gmail.com

14. López NJ, Smith PC, Gutiérrez J: La terapia periodontal puede reducir el riesgo de bajo peso prematuro al nacer en mujeres con enfermedad periodontal: un ensayo controlado aleatorio. J Periodontol 73:911-924, 2002.
15. Michalowicz BS, Hodges JS, DiAngelis AJ, et al: Tratamiento de la enfermedad periodontal y el riesgo de parto prematuro. New Engl J Med 355:1885-1894, 2006.
16. Chambrone L, Pannuti CM, Guglielmetti MR, et al: Evidence grade associating periodontitis with preterm birth and/or low birth weight: II: a systematic review of randomized trials evaluating the effects of periodontal treatment. J Clin Periodontol 38:902-914, 2011.
17. Kim AJ, Lo AJ, Pullin DA, et al: Scaling and root alising treatment for periodontitis to reduce preterm birth and low birth weight: a systematic review and meta-analysis of randomized controlled trials. J Periodontol 83:1508-1519, 2012.
18. Janke J. The effect of relaxation therapy on preterm labor outcomes. Journal of Obstetric, Gynecologic, & Neonatal Nursing. Mayo de 1999;28(3):255-63.

***El autor correspondiente Aiswarya Dileep:** Departamento de Periodoncia, Facultad de Odontología y Hospital de Rajarajeswari, Bangalore, India; correo electrónico: dileepaiswarya438@gmail.com

CAPÍTULO 7

MEDICINA INTEGRADA,[HERB-ACACIA CATECHU WILLD (KHADIRA)] Y PERIODONCIA

Aiswarya Dileep*1, Krishna Kripal1 'Nikitha Mohan V.J2

1Department *of Periodontology, Rajarajeswari Dental College and Hospital, Bangalore, India*

2Department *of Public Health Dentistry, Rajarajeswari Dental College and Hospital, Bangalore, India*

Resumen: Acacia catechu Willd es también conocida como catechu negro. Los principales componentes químicos de Acacia catechu son catequina, epicatequina, epicatecina y epicatecatalato. Ácido procatecínico, taninos, alcaloides quercetina y caempferol, glucósidos poríferos esterólicos. (+) -la goma asfalechina también está presente en menor cantidad. El extracto etanólico de duramen de Acacia catechu willd fue probado por su actividad antimicótica contra Candida albicans, Aspergillus fumigates, Mucorssp y Peniciliummarneffei.

Palabras clave: Acacia Catechu,Khadira,Periodoncia

INTRODUCCIÓN: La acacia catechu pertenece a la familia Febaceae que también se llama familia de los guisantes o familia de las leguminosas debido a la presencia de leguminosas de cámara única en todas las especies de esta familia. Acacia catechu Willdis es una planta de tamaño pequeño a moderado ampliamente distribuida en toda Asia. Acacia catechu Willd también se conoce como catechu negro. La palabra acacia proviene de la palabra griega "Throns" que significa "punto o púa". El nombre de la especie se deriva de la palabra "cutch", que es un extracto curtido obtenido del duramen de Acacia catechu. 1] La palabra sánscrita Khadira significa literalmente lo que alivia las enfermedades y estabiliza el cuerpo. Khadira tiene varios sinónimos en las antiguas escrituras de Ayurveda, como balapatratini foliados: vakrakanta tiene espinas enganchadas, dantadhavana útil para limpiar los dientes, kanthi beneficioso para la garganta, kusthaghna anti dermatosis, etc. El gran sabio Charaka lo ha categorizado como udarkaprasamana anti urticarial y kusthaghna anti dermatosis. El acharya Vagbhata lo ha elogiado como la droga preferida para el tratamiento de numerosas enfermedades de la piel. Susruta ha descrito la planta para ser eficaz como una hierba contra la obesidad. [2]

USOS DE ACACIA CATECHU EN EL TRATAMIENTO DE ENFERMEDADES BUCALES

1. Prevenir la caries dental

***El autor correspondiente Aiswarya Dileep:** Departamento de Periodoncia, Facultad de Odontología y Hospital de Rajarajeswari, Bangalore, India; correo electrónico: dileepaiswarya438@gmail.com

Mezcla de polvos de Bakul (Mimusopselengi), Khadir (Acacia catechu), clavo, nuez de betel, cardamomo, Mayaphal (Quercusininfectoria), semillas de comino, Vidang (Embeliaribes), Manjishtha (Rubiacordifola), pimienta negra, Kulinjan (Alpinigalanga), El alcanfor se puede usar en forma de a) Decocción para gárgaras (enjuague bucal), b) Polvo dental para cepillarse los dientes, o c) una tableta hecha de esta mezcla se puede mantener en la boca para prevenir o retrasar la caries dental y también refrescar la boca.

Un estudio realizado en extracto etanólico y acuoso de duramen de acacia catechu, demostró su eficacia como potente agente antibacteriano. La taxifolina presente en el duramen de la Acacia catechu es responsable de su efecto antibacteriano. [3]

Otro estudio se llevó a cabo para evaluar la potencia del extracto de duramen de acacia catechu en la caries dental que causa microbios y organismos asociados con infecciones endodónticas como Streptococcus mutans, streptococcus salivarius, Lactobacillus acidophilus y enterocococcus faecalis utilizando el método de difusión de disco. La caries dental es una enfermedad microbiana que provoca la destrucción de los tejidos mineralizados de los dientes. Streptococcus mutans y lactobacillus acidophilus son potentes iniciadores de la caries dental en todo el mundo, por lo que el estudio llegó a la conclusión de que el extracto de duramen de acacia catechu es altamente activo en patógenos orales y puede aplicarse en la práctica dental en el campo de la periodoncia para tratar la caries dental, la gingivitis, las úlceras bucales y los endodoncistas para tratar el enterococcus faecalis, que se encuentra en los conductos radiculares infectados y que puede provocar un fracaso en el tratamiento de conducto radicular. [4]

USOS EN ENFERMEDADES PERIODONTALES

Pawar et al explicaron un dentífrico en polvo de hierbas para dientes que eliminaba la placa, manchas y limpiaba y pulía las superficies de los dientes sin ninguna acción abrasiva. La composición comprendía el polvo de Acacia catechu, mentol y alcanfor en una proporción de 91%, 2,7% y 6,3% respectivamente. El polvo de Acacia catechu se utilizaba para eliminar el sarro, la placa y las manchas y para limpiar y pulir la superficie de los dientes sin ninguna acción abrasiva. Los polvos de mentol y alcanfor se utilizaban como agentes aromatizantes. Un estudio clínico sobre este polvo dental a base de hierbas del dentífrico reportó una reducción del 87-95%, 70-72% y 80-95% en la placa, la gingivitis y el cálculo dental respectivamente, en tan sólo 15 días. [5]

***El autor correspondiente Aiswarya Dileep:** Departamento de Periodoncia, Facultad de Odontología y Hospital de Rajarajeswari, Bangalore, India; correo electrónico: dileepaiswarya438@gmail.com

CONCLUSIÓN

Acacia catechu Willdis es una planta de tamaño pequeño a moderado ampliamente distribuida en toda Asia. En Asia, la corteza triturada de Acacia catechu se utiliza de forma tópica en las heridas, ya que es una potente medicina para la cicatrización de heridas. En la medicina tradicional oriental, la Acacia catechu Willd se utiliza ampliamente en el control de la diabetes en combinación con otras plantas medicinales.

El extracto de duramen de Acacia catechu es altamente activo en patógenos orales y puede ser aplicado en la práctica dental en el campo de la periodoncia para tratar la caries dental, la gingivitis, las llagas en la boca y la endodoncia para tratar el enterocococo fecalis que se encuentra en el conducto radicular infectado, lo que posiblemente causa fracaso en el tratamiento de conducto radicular.

***El autor correspondiente Aiswarya Dileep:** Departamento de Periodoncia, Facultad de Odontología y Hospital de Rajarajeswari, Bangalore, India; correo electrónico: dileepaiswarya438@gmail.com

REFERENCIAS

1. Muhammad Hashmat A, Hussain R. A review on Acacia catechu willd, Revista interdisciplinaria de investigación contemporánea en negocios 2013: 5 (1):593-600
2. Asolkar L. V, Kakkar K.K. Actividad antioxidante y efecto protector contra la cadena plásmida de ADN Escisión de extractos de hojas, corteza y duramen de acacia catechu. J of Food Science 1992: 4(9): 45-51.
3. Lakshmi T, Geetha R.V, AnithaRoy. Evaluación in vitro de la actividad antibacteriana de Acacia catechu con extracto de duramen". Revista internacional de Farmacia y Biociencias. 2011:2(2): 188-192.
4. Geetha R.V., Anitha Roy, -Lakshmi. T. Evaluación in vitro de la actividad antibacteriana del extracto de duramen de Acacia catechu en microbios orales. International Journal of current Research and review 2011; 2(2); 4-9.
5. Pawar SK. Potencial de curación de heridas de algunas plantas medicinales. Inter J of Pharmaceutical Sci. and Res 2005; 9(1): 136-145.

***El autor correspondiente Aiswarya Dileep:** Departamento de Periodoncia, Facultad de Odontología y Hospital de Rajarajeswari, Bangalore, India; correo electrónico: dileepaiswarya438@gmail.com

CAPÍTULO 8

MEDICINA INTEGRADA[HERB-ZINGIBER OFFICINALE ROSCOE (JENGIBRE)] Y PERIODONCIA

Aiswarya Dileep*1, Krishna Kripal1 'Nikitha Mohan V.J2

1Department *of Periodontology, Rajarajeswari Dental College and Hospital, Bangalore, India*

2Departamento *de Periodoncia, Rajarajeswari Dental College and Hospital, Bangalore, India*

Resumen: El jengibre es conocido como Sunthi en Ayurveda y la descripción de la planta aparece en el texto antiguo como Charaka, Sushruta, Vagbhatta y Charaka-dutta. El uso de drogas se menciona en Trikatu, un famoso remedio ayurvédico para el tratamiento de trastornos digestivos. En Ashtanga Hridaya, la planta se ha utilizado en Rasna Saptak Quath (una decocción a base de siete hierbas medicinales) y el remedio tradicional para la artritis. El jengibre se utiliza en todo el mundo como especia de cocina, condimento y remedio a base de hierbas. Los chinos han usado el jengibre por lo menos durante 2500 años como ayuda digestiva y remedio contra las antináuseas y para tratar los trastornos de sangrado y el reumatismo; también se usó para tratar la calvicie, el dolor de muelas, la mordedura de serpiente y las afecciones respiratorias. En la Medicina Tradicional China (MTC), el jengibre se considera una hierba yang acre, seca y cálida que se utiliza para las dolencias desencadenadas por el clima frío y húmedo.

INTRODUCCIÓN

La Zingiber officinale Roscoe es una planta perenne que se arrastra sobre un grueso rizoma tuberoso, que se extiende bajo tierra. Es un miembro de la familia de las plantas que incluye cardamomo y cúrcuma. El fuerte aroma del jengibre es el resultado de cetonas picantes como el gingerol, el extracto que se ha utilizado principalmente en estudios de investigación. La porción consumida de la planta de jengibre es el rizoma, a menudo llamado "raíz de jengibre", aunque en realidad no es una raíz. El rizoma es el tallo horizontal de la planta que envía las raíces. [1]

El jengibre pertenece comúnmente a la familia Zingiberaceae y se cultiva comercialmente en la India, China, el sudeste asiático, las Antillas, México y otras partes del mundo, con más de 1200 especies de plantas en 53 géneros. El botánico inglés William Roscoe (1753-1831) dio a la planta el nombre de Zingiber officinale en una publicación de 1807. El género Zingiber incluye alrededor de 85 especies de hierbas aromáticas de Asia Oriental y Australia

***El autor correspondiente Aiswarya Dileep:** Departamento de Periodoncia, Facultad de Odontología y Hospital de Rajarajeswari, Bangalore, India; correo electrónico: dileepaiswarya438@gmail.com

tropical. El nombre del género, Zingiber, deriva de una palabra sánscrita que denota "forma de cuerno" en referencia a las protuberancias en el rizoma. 2, 3] Se consume en todo el mundo como especia y agente aromatizante y se le atribuyen muchas propiedades medicinales. El olor y el sabor de la droga son típicamente aromáticos. La parte medicinal de la hierba son las raíces secas.

USOS DEL JENGIBRE EN ENFERMEDADES BUCALES

1. El jengibre se utiliza para el tratamiento del dolor de muelas. [4]
2. El jengibre se utiliza como un sialogogo, para promover la salivación. [5]
3. Afta bucal

El estudio se basó en investigaciones de laboratorio para investigar la actividad antifúngica de Zingiber offcinale en Candida albicans. La Candida albicans se obtuvo de la colección microbiana iraní y fue confirmada por la prueba de formación de tubos germinales. Se preparó un extracto de etanol de jengibre. Los resultados mostraron que el extracto de etanol fue efectivo en Candida albicans (2.5 mg mL- 1) a la concentración de 1:5. El estudio indica que los extractos de jengibre podrían ser prometedores en el tratamiento de la candidiasis oral. [6]

4. Anticancerígeno

El compuesto fenólico,[6l-paradol, derivado de la raíz de jengibre y ciertas plantas de Zingiberacea protegieron la piel de los ratones de un agente inductor de tumores, y mostró citotoxicidad dependiente de la dosis en una línea celular de carcinoma oral (KB), con características específicas de la apoptosis mediada por caspasa 3. El número de células KB viables se redujo a menos del 50% del control sin tratar cuando se incubaron con 50 IM[6]-paradol durante 48 h. Además, un extracto de etanol de efectos antitumorales mediados por el jengibre, redujo el número de tumores en un modelo de tumor cutáneo de ratones Sencar. [7]

5. Infección por herpes simple

Se analizaron in vitro aislados clínicos resistentes al aciclovir del tipo de virus del herpes simple (HSV-1) para determinar su susceptibilidad a los aceites esenciales de jengibre, tomillo, hisopo y sándalo. Los componentes activos de los aceites

***El autor correspondiente Aiswarya Dileep:** Departamento de Periodoncia, Facultad de Odontología y Hospital de Rajarajeswari, Bangalore, India; correo electrónico: dileepaiswarya438@gmail.com

esenciales pueden consistir en carbohidratos lipofílicos que interactúan con la membrana lipídica. Estas sustancias activas antibacterianas pueden presentar actividades similares contra las envolturas virales. Los aislamientos clínicos resistentes a los aciclovir fueron inhibidos significativamente por los aceites esenciales, y los títulos de HSV se redujeron entre un 0% y un 99,9%. Los aceites esenciales actúan inactivando el HSV antes de que entre en la célula. La dosis efectiva para una aplicación sistémica de los aceites esenciales es de

bastante alto y produce efectos citotóxicos. Además, una biodisponibilidad sistémica a corto plazo hace improbable una aplicación sistémica. 8] Se descubrió que los extractos acuosos de jengibre que se utilizaban para controlar la actividad antimicrobiana eran eficaces. [9]

USOS DEL JENGIBRE EN LA PERIODONTITIS

Muy pocos estudios han demostrado el efecto del jengibre en la prevención de los patógenos periodontales. Recientemente, un estudio reveló que el etanol y los extractos de n-hexano del jengibre exhibían actividades antibacterianas contra tres bacterias anaeróbicas gramnegativas, Porphyromonas gingivalis, Porphyromonas endodontalis y Prevotella intermedia, causando enfermedades periodontales. Los autores concluyeron que dos gingeroles altamente alquilados,[10]-gingerol y[12] -gingerol-, inhibían eficazmente el crecimiento de estos patógenos orales en un rango de concentración inhibitoria mínima (CMI) de 6-30 microg/mL. Estos compuestos de jengibre también mataron a los patógenos orales a una concentración mínima de bactericidas. [10]

CONCLUSIÓN

Los componentes del jengibre son numerosos y varían según el lugar de origen y si los rizomas son frescos o secos. No es nuestra intención en esta revisión cubrir todos los muchos compuestos reportados para el jengibre, sino resumir los componentes principales que han estado implicados en las actividades farmacológicas del fármaco crudo. El olor del jengibre depende principalmente de su aceite volátil, cuyo rendimiento oscila entre el 1% y el 3%. Se han caracterizado más de 50 componentes del aceite, principalmente monoterpenos[b-felandreno, (+)-camfeno, cineole, geraniol, curcumeno, citral, terpineol, borneol] y sesquiterpenoides.

***El autor correspondiente Aiswarya Dileep:** Departamento de Periodoncia, Facultad de Odontología y Hospital de Rajarajeswari, Bangalore, India; correo electrónico: dileepaiswarya438@gmail.com

La resistencia a los medicamentos está aumentando en todo el mundo y es considerada como una de las principales causas del fracaso del tratamiento. El uso de antibióticos contra bacterias/microorganismos es un modo efectivo de tratamiento, pero también causa complicaciones adversas. Investigadores anteriores han demostrado que el jengibre y sus componentes juegan un papel vital en la prevención del crecimiento microbiano o actúan como agentes antimicrobianos.

REFERENCIAS

1. White B. Ginger: An Overview comp alt med 2007, 75(11): 1689-1691.
2. Awang Dv, Ginger. Can Pharm J 1992, 309-311.
3. Bisset NG y Wichtl M. Herbal Drugs and Phytopharmaceuticals, Medpharm Scientific Publishers: 1994.
4. Babu S, Madhavi M. Green Remedies poderes curativos de las hierbas. 1ª edición, 2003 Pustak Mahal. Delhi.
5. Hara M. Keifer D, Farrel K, Kemper. K. Una revisión de 12 hierbas medicinales de uso común. Archives Fam Med 1998:7-523-536.
6. Atai Z, Atapour M, Mohseni M. Efecto inhibidor del extracto de jengibre en Candida Albicans. Am J Applied Sci 2009; 6:1067-1069.
7. Hsu S. Singh B. Schuster G. Inducción de la apoptosis en células cancerosas orales: agentes y mecanismos para la terapia potencial y la prevención. Oral Oncol. 2004; 40(5)461-73.
8. Schnitzler P, Koch C, Reichling J. Susceptibility of Drug-Resistant Clinical Herpes simplex virus Type 1 Strains to Essential Oils of Ginger, Thyme. Hisopo, y sándalo Antimicrob Agents Chemother. 2007; 51:1859-1862.
9. Patel RV. Thaker VT, Patel VK. Actividad antimicrobiana del jengibre y la miel sobre los aislados de los dientes cariosos extraídos durante el tratamiento de ortodoncia. Asian Pacific Journal of Tropical Biomedicine 2011; 11: 58-61
10. Park M, Bae J, Lee DS. Actividad antibacteriana de[10-gingerol y[12]-gingerol aislada del rizoma del jengibre contra las bacterias periodontales. Phytother Res2008.22:1446-9.

***El autor correspondiente Aiswarya Dileep:** Departamento de Periodoncia, Facultad de Odontología y Hospital de Rajarajeswari, Bangalore, India; correo electrónico: dileepaiswarya438@gmail.com

CAPÍTULO 9

MEDICINA INTEGRADA,[HERB-ALOE BARBADENSIS (ALOE VERA)] Y PERIODONCIA

Aiswarya Dileep*1 ,Nikitha Mohan V.J2

1Department of Periodontology, Rajarajeswari Dental College and Hospital, Bangalore, India

2Department of Public Health Dentistry, Rajarajeswari Dental College and Hospital, Bangalore, India

Resumen: La planta de Aloe y sus productos derivados han jugado un papel en la medicina y el cuidado de la salud desde el siglo IV a.C. El uso medicinal de la sábila ya se mencionó hace más de 4000 años en una colección de mesas de arcilla sumeria fechada en el año 2100 a.C. Desde entonces, se han abierto nuevas fronteras para el uso del gel estabilizado de Aloe Vera en medicina, atletismo, salud y belleza, cosméticos y cuidado animal.

INTRODUCCIÓN: La planta de Aloe Vera ha sido conocida y utilizada durante siglos por sus propiedades de salud, belleza, medicinales y de cuidado de la piel. El nombre Aloe Vera deriva de la palabra árabe Alloeh, que significa"sustancia amarga brillante", mientras que Vera, en latín, significa"verdadero". Hace 2000 años, los científicos griegos consideraban el Aloe Vera como la panacea universal. Los egipcios llamaban a Aloe, la planta de la inmortalidad porque puede vivir e incluso florecer sin tierra. 1] Aloe Vera o el nombre sánscrito "Ghee kunwar" es un miembro de la familia Lilly. [2]

Es una planta de tallo menos o muy corto que crece hasta 80-100 cm de altura, extendiéndose por desviaciones y brotes de raíz. Las hojas son lanceoladas, gruesas y carnosas, de color verde a verde grisáceo, con un margen dentado. Las flores se producen en una espiga de hasta 90 cm de altura, cada una de ellas colgante, con una corola tubular amarilla de 2-3 cm de largo. El tejido en el centro de la hoja de aloe contiene un gel que produce gel de aloe o gel de aloe vera. [3]

***El autor correspondiente Aiswarya Dileep:** Departamento de Periodoncia, Facultad de Odontología y Hospital de Rajarajeswari, Bangalore, India; correo electrónico: dileepaiswarya438@gmail.com

USOS DEL ALOE VERA EN ENFERMEDADES BUCALES

1. Úlcera aftosa

Se ha informado que el hidrogel de acemannan acelera la cicatrización de las aftas y reduce el dolor asociado con ellas. 4] Los investigadores evaluaron un gel que combinaba alantoína, aloe vera y dióxido de silicio y su efecto sobre las úlceras aftosas de la cavidad oral. 5] Cada paciente utilizó un diario para documentar el número y la duración de las aftas, el intervalo entre úlceras, el tamaño de la úlcera y el dolor de la úlcera durante un período de 3 a 4 meses. La reducción de la duración de las lesiones en un brazo del estudio y el aumento del intervalo entre lesiones en el otro brazo del estudio fueron estadísticamente significativos. El gel no demostró ninguna efectividad consistente sobre las úlceras en la cavidad oral.

2. Liquen plano oral

La eficiencia del aloe vera en el tratamiento del plan de líquenes orales (OLP) ha sido evaluada por muchos investigadores. En un estudio, un paciente de liquen plano con compromiso sistémico fue colocado en terapia de aloe vera. El tratamiento del paciente consistió en beber 2.0 onzas de aloe vera estabilizado diariamente durante 3 meses, una aplicación tópica con bálsamo labial de aloe vera y crema de aloe para la comezón de las manos. Las lesiones orales desaparecieron en 4 semanas, aunque las lesiones sistémicas tardaron más tiempo. 6] En otro estudio, 46 pacientes con OLP fueron divididos aleatoriamente en dos grupos. Cada grupo fue tratado con enjuague bucal de aloe vera y acetónido de triamcinolona 0.1% (TA), respectivamente. El período de tratamiento para ambos grupos fue de 4 semanas. Los pacientes fueron evaluados en los días 8 y 16 y después de completar el curso del tratamiento (visita 1-3). El enjuague bucal de Aloe Vera es un sustituto efectivo del TA en el tratamiento del OLP. [7]

En otro estudio doble ciego, 64 pacientes con OLP fueron divididos en dos grupos y tratados con aloe vera (32 pacientes) o placebo (32 pacientes), a una dosis de 0.4 mol (70% de concentración) tres veces al día. Los pacientes fueron evaluados después de 6 y 12 semanas. En el grupo de Aloe Vera, se logró la remisión completa del dolor en el 31,2% de los casos después de 6

***El autor correspondiente Aiswarya Dileep:** Departamento de Periodoncia, Facultad de Odontología y Hospital de Rajarajeswari, Bangalore, India; correo electrónico: dileepaiswarya438@gmail.com

semanas y en el 61% después de 12 semanas. En el grupo de placebo, estos porcentajes fueron 17.2% y 41 6%, respectivamente. Se concluyó que el aloe vera mejora la puntuación de la calidad de vida total en pacientes con PCO. [7]

3. Osteítis alveolar

Actualmente, existen vendajes médicos especiales (parche SaliCept) para uso intraoral después de la extracción de los dientes. El parche SaliCept es una prenda liofilizada que contiene hidrogel de acemannan (Carrington Laboratories) obtenido del gel interno transparente de aloe vera. En 2002, se realizó una evaluación retrospectiva en 587 pacientes (1.031 órbitas) cuyos sitios de extracción habían sido tratados con gelespuma impregnada de clindamicina. Se realizó un ensayo prospectivo en el que se colocaron 2 parches de SaliCept a 607 pacientes (1.064 encajes) inmediatamente después de la extracción. Los resultados mostraron que 78 de 975 sitios (8.0%) en el grupo de espuma de gel se desarrollaron. Osteítis alveolar (OA), mientras que sólo 11 de los 958 sitios (1,1%) del grupo SaliCept desarrollaron OA (p < 0,0001). Un análisis más profundo de todos los sitios de extracción reveló que la incidencia de AO en el grupo de espuma de gel fue del 7,6% comparado con el 1,1% en el grupo tratado con SaliCept (P<0,0001). Por lo tanto, se concluyó que el parche SaliCept reduce significativamente la incidencia de AO en comparación con la espuma de gel empapada de clindamicina. [8]

4. Aloe Vera como enjuague bucal

El enjuague bucal previene la mucositis inducida por la radiación gracias a su mecanismo cicatrizante y antiinflamatorio. Reduce la candidiasis oral de los pacientes que se someten a radioterapia de cabeza y cuello debido a sus propiedades antimicóticas e inmunomoduladoras. 6] La eficacia del Aloe Vera en el tratamiento del liquen plano oral ha sido medida por muchos investigadores. El enjuague bucal de Aloe Vera es efectivo en el tratamiento del liquen plano oral. [9]

5. Adhesivo para prótesis

***El autor correspondiente Aiswarya Dileep:** Departamento de Periodoncia, Facultad de Odontología y Hospital de Rajarajeswari, Bangalore, India; correo electrónico: dileepaiswarya438@gmail.com

Acemannan, un complejo de carbohidratos de manosa y uno de los principales ingredientes del gel de aloe vera, tiene una viscosidad/pegajosidad inherente. Es esta propiedad la que llevó a la producción de los adhesivos para prótesis dentales acemannan. Estas nuevas formulaciones de adhesivos para dentaduras postizas fueron evaluadas en cuanto a cambios en el pH, citotoxicidad para los fibroblastos gingivales humanos y fuerza adhesiva tanto en condiciones secas como húmedas. Las formulaciones de adhesivos para prótesis dentales probadas consistían en cinco combinaciones de acemannan con diferentes concentraciones de conservantes. El pH y la ciotoxicidad de cada formulación se midieron durante 24 horas y la fuerza adhesiva se evaluó con una prueba universal. El experimento concluyó que el adhesivo para dentaduras postizas acemannan era un sustituto herbal efectivo de los adhesivos para dentaduras postizas tradicionales. [10]

6. Aloe Vera como gel dental

Limpia y calma los dientes y las encías y es eficaz para combatir las caries. Las antraquinonas ayudan a curar y detener el dolor. Menos agresivo para los dientes ya que no tiene los elementos abrasivos y por lo tanto es una mejor alternativa para las personas con dientes o encías sensibles. Un estudio de la Universidad de Stanford reveló que el gel dental de aloe vera es equivalente, y a veces más efectivo, que las marcas comerciales, en el control de los organismos causantes de caries. El gel dental de Aloe Vera tiene la misma función que la pasta de dientes, que consiste en eliminar la microflora oral patógena. La capacidad del gel dental de aloe vera para realizar con éxito esa función ha sido un punto de contención para algunos profesionales dentales. Sin embargo, el estudio comparó la capacidad de lucha contra los gérmenes de un gel dental de aloe vera con dos pastas dentales comercialmente populares y reveló que el gel dental de aloe vera era igual de efectivo, y en algunos casos más efectivo, que las marcas comerciales para controlar los organismos causantes de caries. [11]

7. Halitosis

El Aloe Vera es un agente natural antimicótico y antibacteriano. Protege el tejido sensible de la boca, mata las bacterias y combate las caries. Aumenta la capacidad del cuerpo para crear colágeno, que fortalece la encía enferma e hinchada. El gel de Aloe Vera cuando se disuelve en aproximadamente 12

***El autor correspondiente Aiswarya Dileep:** Departamento de Periodoncia, Facultad de Odontología y Hospital de Rajarajeswari, Bangalore, India; correo electrónico: dileepaiswarya438@gmail.com

tazas de agua o jugo de manzana ayuda a aliviar la indigestión ácida, que es una causa muy común del mal aliento. [9]

8. Gingivitis

Se han realizado varios estudios para probar la eficacia del aloe vera en el tratamiento de la gingivitis. En un estudio doble ciego, se solicitó a un total de 120 sujetos que se abstuvieran de la higiene oral (cepillado dental) durante 14 días. Los sujetos fueron entonces divididos aleatoriamente en el grupo A (grupo de prueba), que recibieron 100% de aloe vera, el grupo B (grupo de control negativo, que recibió placebo (agua destilada), y el grupo C (grupo de control positivo) que recibió 0,2% de clorhexidina. La acumulación de placa se evaluó mediante el índice de placa (Pl) y la gingivitis mediante el índice gingival modificado (MGl) y el índice de hemorragia (B1) al inicio del estudio (0), 7°, 14° y 22 días hábiles. El enjuague bucal que contenía aloe vera mostró una reducción significativa de la placa y la gingivitis, pero en comparación con la clorhexidina el efecto fue menos significativo. Se concluyó que el enjuague bucal de aloe vera puede ser un agente antiplaca eficaz y con los refinamientos apropiados en el sabor y la vida útil puede ser un sustituto herbario asequible para la clorhexidina. [12]

9. Aloe Vera en endodoncia

La eliminación de los microorganismos y la prevención de la re-infección en el canal pulpar son los principales objetivos de la terapia de espacio pulpar. Debido a la compleja anatomía del sistema de espacio pulpar y a la capacidad de los microorganismos para sobrevivir en los períodos de inanición, los microorganismos permanecen incluso después de una minuciosa instrumentación mecánica y procedimientos de irrigación. Por lo tanto, se necesita un medicamento antimicrobiano dentro del canal para eliminar los microorganismos resistentes que sobreviven. En muchas partes del mundo existe una rica tradición en el uso de hierbas medicinales para el tratamiento de muchas enfermedades infecciosas. En los países en desarrollo, se estima que alrededor del 80 por ciento de la población depende de la medicina tradicional para su atención primaria de salud. Debido a los efectos secundarios y a la resistencia que los organismos patógenos desarrollan contra los antibióticos comunes, recientemente se ha prestado mucha atención a los extractos y compuestos biológicamente activos aislados de las plantas utilizadas en la medicina herbolaria. También los investigadores han demostrado que el uso de medicamentos a base de hierbas ha aumentado en

***El autor correspondiente Aiswarya Dileep:** Departamento de Periodoncia, Facultad de Odontología y Hospital de Rajarajeswari, Bangalore, India; correo electrónico: dileepaiswarya438@gmail.com

lugar de los medicamentos sintetizados. Se ha demostrado que Enterococcus faecalis puede tolerar los fármacos antimicrobianos. [13]

El Aloe Vera es efectivo contra los microorganismos resistentes que se encuentran en el espacio de la pulpa. Es decir, Candida Albicans y Enterococcus faecalis. El agua, el cloroformo y los extractos alcohólicos de aloe vera de la pulpa tienen una eficacia antibacteriana y se pueden utilizar como un medicamento intracanal. También se puede utilizar en conductos radiculares como apósito sedante y como lubricante de lima. Las terminaciones nerviosas en el conducto radicular son muy sensibles. El Aloe Vera ayuda en gran medida a disminuir su sensibilidad. Este gel puede ser colocado dentro de las cámaras pulpares mientras se brochaba para hacer que el aloe trabaje en los canales pulpares. El aloe también se puede utilizar como lubricante del canal. Durante los aderezos cerrados, se pueden añadir gotas de algodón con monoclorofenol alcanforado con una gota de gel de aloe vera y luego se sellan con restauraciones provisionales. [7]

10. Aloe en aftas y herpes labial

Se realizó un estudio en el que se le aconsejó al paciente que tomara 2.0 onzas de jugo de aloe vera junto con la aplicación tópica de bálsamo labial de aloe vera. Las lesiones orales se aclararon en 4 semanas y se logró un éxito completo, concluyendo así que el aloe vera puede ser tomado tanto por vía oral en forma de jugo como de gel en el tratamiento de aftas y herpes labial. [4]

I1. Cuidado de la dentadura postiza

Alisar el gel de aloe vera en la dentadura postiza una o dos veces al día tiene beneficios antimicóticos. Previene la estomatitis de la dentadura postiza. Se puede utilizar junto con liners blandos. [7]

12. Implantes dentales

El gel de Aloe Vera colocado alrededor de los implantes dentales es efectivo

***El autor correspondiente Aiswarya Dileep:** Departamento de Periodoncia, Facultad de Odontología y Hospital de Rajarajeswari, Bangalore, India; correo electrónico: dileepaiswarya438@gmail.com

para reducir la inflamación. El Aloe Vera reduce la inflamación por sus efectos antimicrobianos y antiinflamatorios. [14]

USOS DEL ALOE VERA EN LA ENFERMEDAD PERIODONTAL

El Aloe Vera cuando se usa con toda su fuerza reduce significativamente la placa acumulada. 15] Es extremadamente útil en el tratamiento de la gingivitis y la periodontitis. 16] El Aloe Vera reduce en gran medida los casos de sangrado gingival debido a sus propiedades suavizantes y de ayuda, reduce la hinchazón y el edema de los tejidos blandos. Por lo tanto, ayuda a restaurar la salud de las encías. 17] El enjuague bucal de Aloe Vera puede ser un agente antiplaca eficaz y con los refinamientos apropiados en el sabor y la vida útil puede ser un sustituto herbario asequible para la clorhexidina. 18] La clorhexidina, el hipoclorito de sodio, el cloruro de cetilpiridinio y el fluoruro de amina se utilizan ampliamente como enjuagues bucales; se han reportado reacciones inmediatas de hipersensibilidad, toxicidad, tinción dental y otros efectos secundarios debido a su uso en diversos momentos. Además, se ha informado que la clorhexidina y el hipoclorito de sodio son citotóxicos para las células del ligamento periodontal humano, inhiben la síntesis de proteínas y afectan la actividad mitocondrial, por lo que tienen efectos perjudiciales en los tejidos vitales. 19] La administración subgingival de gel de aloe vera mejora la condición periodontal. El gel dental de Aloe Vera tiende a ser menos duro para los dientes, ya que no contiene los elementos abrasivos que se encuentran típicamente en las pastas dentales comerciales; es una gran alternativa para las personas con dientes o encías sensibles. La aplicación del gel de aloe vera directamente en los sitios de la cirugía periodontal junto con el apósito periodontal o en los tejidos de las encías cuando han sido traumatizados por la abrasión del dentífrico, los alimentos afilados, y las lesiones por el hilo dental y el palillo de dientes es muy efectiva. [20]

CONCLUSIÓN

La planta de Aloe Vera ha sido conocida y utilizada durante siglos por sus propiedades de salud, belleza, medicinales y de cuidado de la piel. Los componentes activos del aloe incluyen antraquinonas, cromonas, polisacáridos y enzimas. Las antraquinonas y cromonas son responsables de la lucha contra el cáncer, la inflamación y la evacuación.

Una preparación de gel de aloe vera procesado supuestamente inhibió el crecimiento de Candida Albia. El aloe se está mostrando realmente prometedor en la lucha contra el SIDA, y el virus se ha vuelto indetectable en

***El autor correspondiente Aiswarya Dileep:** Departamento de Periodoncia, Facultad de Odontología y Hospital de Rajarajeswari, Bangalore, India; correo electrónico: dileepaiswarya438@gmail.com

algunos pacientes que lo usan regularmente, debido a sus propiedades estimulantes para el sistema inmunológico. También parece ayudar a prevenir las infecciones oportunistas en el caso del VIH y el SIDA.

REFERENCIAS

1. Botelho A, Nogueira NAP, Bastos GM. Actividad antimicrobiana del aceite esencial de Lippia sidoides, carvacrol y timol contra patógenos orales. Braz J Med Biol Res 2007; 40(3):349-356.
2. Karkala M, Bhushan Aloe vera: una planta maravillosa su historia, cultivo y usos medicinales. J Pharmacogn Phytochem. 2014;2(5):85-88.
3. Sampath Kumar KP, Debjit B, Chiranjib, Biswajit. Aloe vera: Una hierba potencial y su importancia medicinal. J. Chem. Pharm. Res 2010; 2(1):21-29.
4. "El remedio oral para úlceras obtiene la aprobación de la FDA", JADA 1994; 125:1308-1310.
5. Garnick JJ, Singh B, Winkley G. Effectiveness of a medicament containing silicon dioxide, aloe, and allantoin on aphthous ulcers. OOOE 1998; 86(5):550-556.
6. Hayes SM. Liquen plano - informe de un tratamiento exitoso con aloe vera. General Dentistry 1999; 47(3):268-272.
7. Salazar- Sanchez N, L'opez- Jornet P, Camacho- Alonso F. Efficacy of topical Aloe vera in patients with oral lichen planus: Un estudio aleatorio doble ciego. J Oral Pathol Med 2010; 39(10): 735-740.
8. Pobre MR, Hall JE, Poor A S. Reducción de la incidencia de la osteítis alveolar en pacientes tratados con el parche SaliCept, que contiene hidrogel de Acemannan. J. OMFS 2002; 60(4): 374-379.
9. Mansourian A, Momen- Heravi F, Saheb- Jamee M, Momen- Beitollahi J. Comparación del enjuague bucal de Aloe vera con acetónido de triamcinolona al 0,1% en el liquen plano oral: Un ensayo clínico aleatorio doble ciego. Am. J. Med Sci 2011; 342(6): 447-451.
10. Tello CG, Ford P, Iacopino AM. Evaluación in vitro de formulaciones de adhesivos para dentaduras postizas con carbohidratos complejos. Quintessence Int 1998; 29(9): 585-593.
11. Chandrahas B, Jayakumar A, Naveen A, Butchibabu K y Reddy PK. Un estudio clínico aleatorizado, doble ciego para evaluar la eficacia antiplaca y antigingivitis del enjuague bucal de Aloe vera. Journal of Indian Society of Periodontology 2012; 16: 543-548.
12. Virdi HK, Jain S y Sharma S. Efecto del gel de aloe vera administrado localmente como complemento de la descamación y el alisado radicular en el

***El autor correspondiente Aiswarya Dileep:** Departamento de Periodoncia, Facultad de Odontología y Hospital de Rajarajeswari, Bangalore, India; correo electrónico: dileepaiswarya438@gmail.com

tratamiento de la periodontitis crónica, un estudio clínico. Indian J Oral Sci 2012; 3: 84-89.
13. Nair PN, Sjogren U, Kahnberg KE, Sundquist G. Bacterias y hongos intraradiculares en el relleno radicular, dientes humanos asintomáticos con lesiones periapicales resistentes a la terapia, un estudio de luz a largo plazo y seguimiento microscópico electrónico. J Endodod 1990; 16: 580-588.
14. Matu ES, Van Staden J. Actividades antibacterianas y antiinflamatorias de algunas plantas utilizadas con fines medicinales en Kenia. J Ethnoharmacol 2003; 87(1): 35-41.
15. Rathi S. Papel del aloe vera en la práctica dental - una revisión. The Pharma Research 2013; 10(1): 1-5.
16. Singla S. Aloe Vera: Uso de plantas medicinales en odontología. Ijpr 2012; 2: 110-12.
17. Meena M. Aloe vera- An update for Dentistry, Journal of dentofacial sciences 2013; 2(4): 1-4.
18. Sajjad A, Aloe vera: An Ancient Herb for Modern Dentistry - A Literature Review, Journal of Dental Surgery 2014; 1-6.
19. Karim B. Efecto del enjuague bucal de Aloe Vera en la salud periodontal: Ensayo de control aleatorio triple ciego. ODM, 2014; 13(1): 14-19.
20. Sambhav J, Rai R. Aloe vera: Una gran ayuda en el manejo de las enfermedades dentales. Int J. Pharm. Res. 2014; 2(1): 18-24.

***El autor correspondiente Aiswarya Dileep:** Departamento de Periodoncia, Facultad de Odontología y Hospital de Rajarajeswari, Bangalore, India; correo electrónico: dileepaiswarya438@gmail.com

CAPÍTULO 10

MEDICINA INTEGRADA[HERB-OSIMUM SANCTUM LINN (TULSI)] Y PERIODONCIA

Aiswarya Dileep*1, Krishna Kripal1 'Senthil Rajan1

1Department *of Periodontology, Rajarajeswari Dental College and Hospital, Bangalore, India*

Resumen: Entre las plantas conocidas por su valor medicinal, las plantas del género Ocimum pertenecientes a la familia Labiate son muy importantes por su potencial terapéutico. Ocimum sanctum L (Tulsi); O. gratissimum (Ram Tulsi), O canum(Dulal tulsi), O. bascilicum (Ban Tulsi), O. kilimandschricum, O. americanum, O. camphora y O. micranthum son ejemplos de especies importantes conocidas del género Ocimum que crecen en diferentes partes del mundo y se sabe que tienen propiedades medicinales.

INTRODUCCIÓN

Ocimum sanctum L. (también conocido como Ocimumtemutflorum) Tulsi fue reconocido hace miles de años por los antiguos Rishis como una de las hierbas curativas más grandes de la India. Ellos vieron que esta hierba es tan buena para la salud y la curación que fue declarada como un Dios en sí misma. 1] Tulsi la Reina de las hierbas, la legendaria e incomparable de la India, es una de las más sagradas y apreciadas de las muchas hierbas curativas y saludables de oriente. La albahaca sagrada, Tulsi, es conocida por su santidad religiosa y espiritual, así como por su importante papel en el sistema tradicional ayurvédico y unani de salud holística y medicina herbal de Oriente. [2]

El tulsi es una hierba con su trasfondo mitológico. Se supone que es amado por el Señor Krishna, una reencarnación del Señor Vishnu. Tulsi fue entonces establecido como uno de los ocho elementos indispensables en el ritual de adoración védica para asegurar que cada casa y templo tuviera al menos un arbusto Tulsi en su proximidad. Todavía hoy en día se puede encontrar Tulsi plantado en la mayoría de los hogares de la India y es la hierba más respetada y honrada debido a su continua importancia en la curación, espiritualidad, cultura y estética decorativa. Se encuentra tan fácilmente incluso en el oeste que uno de sus nombres es Sulabha The easy obtainable on'. [1]

Ocimum sanctum L. (Tulsi) es un subarbusto erguido, muy ramificado, de 30-60 cm de altura, con hojas simples opuestas de color verde o púrpura que tienen tallos muy perfumados y peludos. Las hojas tienen pecíolo y son ovaladas; hasta 5 cm de

***El autor correspondiente Aiswarya Dileep:** Departamento de Periodoncia, Facultad de Odontología y Hospital de Rajarajeswari, Bangalore, India; correo electrónico: dileepaiswarya438@gmail.com

largo, generalmente algo dentadas Las flores son de color púrpura en los racimos alargados en los verticilos cercanos. El tulsi es nativo de los trópicos del mundo y está muy difundido como planta cultivada y como maleza escapada. Se cultiva con fines religiosos y medicinales y por su aceite esencial. El tulsi es un símbolo importante en muchas tradiciones religiosas hindúes, que vinculan la planta con la figura de la diosa. 3] Se considera que el tulsi es un adaptógeno que equilibra diferentes procesos en el cuerpo, y que ayuda a adaptarse al estrés. Marcado por su fuerte aroma y sabor astringente, es considerado en el Ayurveda como una especie de"elixir de la vida" y se cree que promueve la longevidad. Los extractos de Tulsi se usan en remedios ayurvédicos o resfriados comunes, dolores de cabeza, trastornos estomacales, inflamación, enfermedades cardíacas, varias formas de envenenamiento y malaria.

USOS ORO-DENTALES DEL OCIMUM SANCTUM LINN

1. Infecciones orales
   Las hojas de tulsi son muy efectivas en el tratamiento de infecciones orales comunes. Carracrol y Tetpene son agentes antibacterianos presentes en esta planta. Sesquiterpene b-caryophyllene también sirve para el mismo propósito. Este constituyente en la FDA aprobó el aditivo alimenticio que está naturalmente presente en Tulsi.

2. El dolor de muelas Tulsi puede actuar como inhibidor de la COX-2, al igual que los analgésicos modernos debido a su importante cantidad de eugenol (1-hidroxil-2-metoxi-4-alilbenceno). Las hojas de Ocimum sanctum contienen un 0,7% de aceite volátil que contiene aproximadamente un 71% de eugenol y un 20% de metil eugenol.

3. Agente anticariogénico

   Streptococcus mutans es un microorganismo que ha estado bien implicado en causar caries dental. En un estudio in vitro se han evaluado las diversas concentraciones de los extractos de tulsi frente a streptococcus mutans y se ha llegado a la conclusión de que la composición del extracto de tulsi tiene un potencial antimicrobiano máximo del 4%.

4. Candidosis

   La actividad antifúngica del aceite esencial de Ocimum santum y sus dos componentes, e.j. Eugenol y linalool, ha sido investigada contra dos especies de Candida (e.j. albicans y C. tropicalis) que se sabe que causan candidiasis

***El autor correspondiente Aiswarya Dileep:** Departamento de Periodoncia, Facultad de Odontología y Hospital de Rajarajeswari, Bangalore, India; correo electrónico: dileepaiswarya438@gmail.com

oral en un estudio y se concluyó que el linallol es más prometedor y efectivo contra la candida.

5. Liquen plano

El Ocimum santum tiene la propiedad única de actuar sobre la piel y el tejido sanguíneo y también produce la inmunomodulación deseada y es una de las opciones de tratamiento en Ayurveda para el tratamiento del liquen plano.

6. Leucoplasia y fibrosis submucosa oral

El polifenol ácido rosmarínico presente en el tulsi puede actuar como un poderoso antioxidante, por lo que esta propiedad puede ser utilizada terapéuticamente en el tratamiento de lesiones y afecciones bucales prcancerosas comunes.

USOS DEL OSIMUM SANCTUM LINN EN PERIODONCIA

El uso de Tulsi (Ocimum sanctum) como enjuague bucal El Tulsi es una planta pequeña; subarbusto que tiene múltiples usos. El Ayurveda menciona la importancia de sus usos medicinales. Las hojas son muy eficaces para la úlcera y las infecciones en la boca. Unas pocas hojas masticadas curarán estas enfermedades. La hierba es útil en los trastornos dentales. Sus hojas, secas al sol y en polvo, pueden utilizarse para cepillarse los dientes. También se puede mezclar con aceite concentrado para hacer una pasta y utilizarla como pasta de dientes. Esto es muy bueno para mantener la salud dental, contrarrestar el mal aliento y masajear las encías. También es útil en la piorrea y otros trastornos de las encías. Las propiedades antiinflamatorias y antiinfecciosas del tulsi lo convierten en un poderoso tratamiento para la enfermedad de las encías.

La masticación de las hojas de tulsi ayuda a eliminar las úlceras y las infecciones de la boca. Como enjuague bucal es útil contra el mal aliento y para mantener las encías sanas. El aceite de semilla de Ocimum sanctum parece modular tanto la respuesta inmune humoral como la mediada por células y estos efectos inmunomoduladores pueden estar mediados por las vías GABAérgicas. Un estudio mostró un aumento en la producción de anticuerpos debido a la liberación de mediadores de reacciones de hipersensibilidad y respuestas tisulares en los órganos

***El autor correspondiente Aiswarya Dileep:** Departamento de Periodoncia, Facultad de Odontología y Hospital de Rajarajeswari, Bangalore, India; correo electrónico: dileepaiswarya438@gmail.com

diana por parte de Ocimum sanctum. Se ha demostrado que el Ocimum sanctum inhibe la inflamación aguda y crónica. El aceite esencial y el extracto de semillas actúan por la inhibición de la ciclooxigenasa y la lipoxigenasa.

CONCLUSIÓN: La composición química de Tulsi es altamente compleja, contiene muchos nutrientes y otros compuestos biológicamente activos, cuyas proporciones pueden variar considerablemente entre cepas e incluso entre plantas dentro del mismo campo. Además, la cantidad de muchos de estos constituyentes se ve afectada significativamente por las diferentes condiciones de cultivo, cosecha, procesamiento y almacenamiento que aún no se conocen bien. Las propiedades nutricionales y farmacológicas de toda la hierba en su forma natural, tal como se ha utilizado tradicionalmente, son el resultado de las interacciones sinérgicas de muchos fitoquímicos activos diferentes. Por consiguiente, los efectos globales de Tulsi no pueden duplicarse completamente con compuestos o extractos aislados. Por su inherente complejidad botánica y bioquímica. Hasta ahora, la estandarización de Tulsi ha eludido a la ciencia moderna.

***El autor correspondiente Aiswarya Dileep:** Departamento de Periodoncia, Facultad de Odontología y Hospital de Rajarajeswari, Bangalore, India; correo electrónico: dileepaiswarya438@gmail.com

REFERENCIAS

1. Rai Y, .Holy Basil: Tulsi (Una hierba). Navnect Publications India Ltd.2002.
2. Warrier PK. In: Plantas medicinales indias. Longman O, editor. Nueva Delhi: CBS publication 1995. 168.
3. Priyabrata Pattanayak, Pritishova Behera, Sangram K. PandaOcimum sanctum Linn. Una planta reservorio para aplicaciones terapéuticas: An overview; Pharmacogn Rev.2010 4(7): 95- 105.
4. Biswas NP, Biswas AK. Evaluación de algunos polvos de hojas como protectores del grano contra el gorgojo del arroz Sitophilus oryzae (Linn.) Environ Ecol. 2005:23:485-8.

***El autor correspondiente Aiswarya Dileep:** Departamento de Periodoncia, Facultad de Odontología y Hospital de Rajarajeswari, Bangalore, India; correo electrónico: dileepaiswarya438@gmail.com

CAPÍTULO 11

MEDICINA INTEGRADA[HERB-AZADIRACHTA INDICA] Y PERIODONCIA

Aiswarya Dileep*1, Krishna Kripal1 ,Girish H.C2

1Department of Periodontology, Rajarajeswari Dental College and Hospital, Bangalore, India

2Department of Oral Pathology and Microbiology, Rajarajeswari Dental College and Hospital, Bangalore, India

Resumen: La investigación química sobre los productos del árbol de neem se llevó a cabo extensamente en el siglo XX. Desde el primer informe de Siddiqui en 1942 sobre el aislamiento del winnbin, el primer compuesto amargo aislado del aceite de neem, más de 135 han sido aislados de diferentes partes del neem y varias revisiones también han publicado sobre la química y la diversidad estructural de estos compuestos.

INTRODUCCIÓN

El árbol de neem ha sido abandonado como Azadirachtaindica ya en 1830 por De Jussieu,[1] es nativo de la India y naturalizado en la mayoría de los países tropicales y subtropicales son de gran valor medicinal y se distribuyen ampliamente en el mundo. Es un árbol perenne de crecimiento rápido que puede alcanzar una altura de IS-20 metros. El árbol de neem es considerado como un regalo de la Madre Naturaleza al mundo. 2-4] La planta es considerada sagrada y es utilizada por los hindúes en varias ceremonias, rituales y en la adoración del día de Año Nuevo. [5]

Neem es llamado'arista' en sánscrito, una palabra que significa'perfecto, completo e imperecedero'. 6] En sánscrito también se le llama'Arishtha', que significa'aliviador de la enfermedad' y por lo tanto se le considera como'Sarbaroganibarini'. El árbol es considerado como un"dispensario de pueblo" en la India. Durante siglos, millones de personas se han limpiado los dientes con ramitas de neem, han eliminado los desórdenes de la piel con jugo de hojas de neem, han tomado el té de neem como tónico y han colocado hojas de neem en sus camas, libros, graneros, armarios y armarios para mantener alejados a los insectos problemáticos. 8] El número de beneficios del neem está listado en documentos antiguos como Charak-Samhita y Susruta-Samhita. Se le llama comúnmente Margosa', pertenece a la familia Meliaceac. El Neem ha sido utilizado ampliamente en ayurveda, unani y medicina homeopática y se ha convertido en un cinosure de la medicina moderna. Se ha

***El autor correspondiente Aiswarya Dileep:** Departamento de Periodoncia, Facultad de Odontología y Hospital de Rajarajeswari, Bangalore, India; correo electrónico: dileepaiswarya438@gmail.com

utilizado en la medicina ayurvédica durante más de 4000 años debido a sus propiedades medicinales. [6]

USOS DEL NEEM EN ODONTOLOGÍA

Las enfermedades dentales son reconocidas como un importante problema de salud pública en todo el mundo. Numerosos estudios epidemiológicos han demostrado que las enfermedades como las caries dentales y las enfermedades del periodonto se encuentran entre las afiliaciones más comunes de la humanidad. El Neem ha sido utilizado en la India y el sur de Asia durante miles de años como la herramienta preferida para mantener los dientes y las encías saludables. El cepillado con ramitas de Neem y la masticación de hojas y semillas de Neem después de una comida ha sido la práctica tradicional de atención dental en esta área. Con las preparaciones modernas disponibles, muchas personas están mostrando productos comerciales que contienen los mismos componentes básicos del neem. La actividad antibacteriana del neem ha sido evaluada y conocida desde la antigüedad.

La corteza presenta una fuerte concentración de todas las vitaminas e ingredientes de las semillas y hojas, lo que le confiere una potente propiedad antiinflamatoria, antibacteriana y antiséptica. La corteza y las ramitas ayudan a combatir la gingivitis y las caries. El extracto de Neem se agrega en muchas pastas dentales orgánicas y enjuagues bucales. [9]

En los hallazgos preliminares realizados el neem inhibió Streptococcus mutans y revirtió las lesiones cariosas incipientes. 10] En un estudio en el que la hidroxiapatita acondicionada con saliva fue pretratada con extracto de neem (de palos de corteza), se observó una inhibición importante en la colonización de estreptococos en las superficies dentales. [11]

El estudio se llevó a cabo para observar el efecto de los organismos del extracto de mango y neem, es decir, Streptococcus mutans, Streptococcus salivavius, Streptococcus mitis y Streptococcus sanguis, que causan caries dentales, y se llegó a la conclusión de que el uso del extracto de ambos, mango y neem, proporcionaría un beneficio aún mayor. [12]

USOS DEL NEEM EN LA PERIODONTITIS

***El autor correspondiente Aiswarya Dileep:** Departamento de Periodoncia, Facultad de Odontología y Hospital de Rajarajeswari, Bangalore, India; correo electrónico: dileepaiswarya438@gmail.com

En un estudio clínico de 6 semanas realizado por Pai et al, para evaluar la eficacia del extracto de hoja de neem incorporado en el gel dental mucoadhesivo con gluconato de clorhexidina (0,2% p/v) disponible comercialmente como control positivo, se sugirió que el gel dental que contiene extracto de neem ha reducido significativamente el índice de placa y el recuento bacteriano que el del grupo de control (P 0,05). [13]

Los estudios realizados en todo el mundo indicaron una alta correlación entre la mala higiene bucal, la placa dental, la prevalencia y la gravedad de las enfermedades periodontales.

CONCLUSIÓN

Varias partes del neem han sido utilizadas como medicina ayurvédica tradicional en la India desde tiempos inmemoriales. Las utilidades medicinales han sido descritas especialmente para el enemigo, la hoja, la fruta y la corteza. El aceite de neem y los extractos de corteza y hojas se han utilizado terapéuticamente como medicina popular para controlar la lepra, la helmintosis intestinal, los trastornos respiratorios, el estreñimiento y también como promotores de la salud. Los aceites de neem se utilizan para controlar varias infecciones de la piel. La corteza, las hojas, las raíces, las flores y los frutos curan juntos la morbilidad sanguínea, las afecciones biliares, la picazón, las úlceras cutáneas, las sensaciones de ardor y la ptosis.

***El autor correspondiente Aiswarya Dileep:** Departamento de Periodoncia, Facultad de Odontología y Hospital de Rajarajeswari, Bangalore, India; correo electrónico: dileepaiswarya438@gmail.com

REFERENCIAS

1. De jussieu. El empuje sobre el neem es necesario hoy en día. Elec J Bio 1830: 19: 220.
2. Chopra RN, Nayer SL, Chopra IC. Perspectivas en el manejo intensivo de plantaciones de neem. Glosario de plantas medicinales de la India 2012; 3(1): 125
3. Chopra RN, Chopra IC, Handa KL, Kapur L.D. Indigenous Drugs of India, U.N. Dhur and Sons 1958: 51-595.
4. Kitikar KR, Basu BD. Neem y pequeños agricultores: limitaciones a nivel de la base. CurrSci 1975; 45:36-39.
5. Sengupia S. Propiedades y usos del neem (Azadirachta indica). Can J Bot 1965: 68: 1-11.
6. Girish K, Bhat S. Neem, un tesoro verde. Elec J Bio 2008: 4(3): 102-111.
7. Biswas K, Chattopadhyay I, Banerjee K, Bandyopadhyay U. Actividades biológicas y propiedades medicinales del neem (Azadirachta indica). Current science 2002; 82(10): 1336-1345.
8. Valenzuela S, López A, Silva L, Dávila H, Flores JB. Morfología del árbol de Neem y contenido de aceite. Issues in new crops and new uses 2007; 126-128.
9. Singh R, Khan S, Murawat K, Sharma P. Neem the Miracle Tree A Medicinal and Dental update Asian Journal of Oral Health & Allied Sciences 2012: 2(2): 84-86.
10. Vanka A, Tandon S, Rao SR, Udupa N, Ramkumar P. Los efectos del neem indígena Azadirachta indica en el enjuague bucal sobre Streptococcus mutans y el crecimiento de lactobacili. Indian J Dent Res 2001; 12: 133-44.
11. Wolinsky LE, Mania S, Nachnani S, Ling S. El efecto inhibidor del extracto acuoso de Azadirachta indica (Neem) sobre las propiedades bacterianas que influyen en la formación de placa in vitro. J Dent Res 1996; 75: 816-22.
12. Prashant GM, Chandu GN, Murulikrishna KS, Shafiulla MD. El efecto del extracto de mango y neem sobre cuatro organismos causantes de caries dental: Streptococcus mutans, Streptococcus salivavius, Streptococcus mitis y Streptococcus sanguis: estudio in vitro. India J Dent Res 2007; 18: 148-51
13. Pai MR, Acharya LD, Udupa N. Evaluación de la actividad antiplaca del gel de extracto de hoja de Azadirachta indica - un estudio clínico de 6 semanas. J Ethnopharmacol 2004; 90: 99-103.

***El autor correspondiente Aiswarya Dileep:** Departamento de Periodoncia, Facultad de Odontología y Hospital de Rajarajeswari, Bangalore, India; correo electrónico: dileepaiswarya438@gmail.com

CAPÍTULO 12

MEDICINA INTEGRADA[HERB-SYZYGIUM AROMATICUM[CLAVO DE OLOR]] Y PERIODONCIA

Aiswarya Dileep*1, Manjunath S.M1

1Department *of Periodontology, Rajarajeswari Dental College and Hospital, Bangalore, India*

Resumen: El clavo de olor es una de las especias más antiguas y valiosas de Oriente, con un origen tan antiguo como el siglo I a.C. La antigua dinastía china Han, que duró desde el año 207 a.C. hasta el año 220 d.C., nos da nuestra primera pista sobre el uso del clavo de olor. El médico chino de esa época escribió que a los visitantes de la corte del Emperador se les exigía que tuvieran clavo en la boca. Esto se hizo para salvar al gobernante del mal aliento de los visitantes.

INTRODUCCIÓN

El símbolo de la dignidad que es lo que realmente significa Clavo de olor. (Clavo de olor Syzygiumaromaticum) es una hierba aromática por lo que tiene muchos propósitos útiles. El aroma del clavo de olor es agradable pero picante y es una especia preciosa y valiosa del mundo, es un capullo sin abrir que crece en un árbol de la familia Myrtaceae que es el mismo que el de las guayabas. El clavo de olor también tiene algunos propósitos medicinales y sabe bien en ciertos platos como la torta de especias. Los clavos son los aromáticos botones florales secos, que se utilizan comúnmente en biryanis, encurtidos, ensaladas y garam masala. El árbol que crea el milagro de la naturaleza se originó en las Islas Molucas, en realidad conocido como Isla de las Especias, es el producto común que se encuentra en el especiero de todo el mundo, los cogollos de clavo poseen una fragancia intensa y un sabor ardiente. Tienen un color marrón profundo, un olor fragante poderoso que es cálido, picante, fuertemente dulce y ligeramente astringente. [1]

Indonesia utiliza la mitad de la producción mundial de clavo para fabricar cigarrillos kretek en la proporción de una parte de clavo mezclada con dos partes de tabaco. A los clavos les gusta crecer en climas tropicales cálidos como las islas de Indonesia. El clavo de olor es un árbol de hoja perenne que puede alcanzar una altura de treinta o cuarenta pies de altura. En 2009, los cigarrillos de clavo fueron prohibidos en los Estados Unidos, sin embargo, todavía se comercializan con la nueva etiqueta de cigarros de clavo filtrado. [1]

***El autor correspondiente Aiswarya Dileep:** Departamento de Periodoncia, Facultad de Odontología y Hospital de Rajarajeswari, Bangalore, India; correo electrónico: dileepaiswarya438@gmail.com

USO DE CLAVO DE OLOR EN ENFERMEDADES BUCALES

Los clavos se utilizan en la medicina ayurvédica india, en la medicina china y en la herbolaria y odontología occidental, donde el aceite esencial se utiliza como anodino para las emergencias dentales.

1. Dolor de muelas

El aceite de clavo se utiliza comúnmente para el alivio del dolor de muelas. El aceite de clavo se aplica en forma no diluida utilizando un tapón de algodón empapado en el aceite y se aplica en la cavidad del diente para aliviar el dolor. [2]

2. Tratar el encaje seco

El aceite de clavo de olor se utiliza para tratar las alvéolos secos. El encaje del diente se enjuaga suavemente con agua o solución salina para eliminar cualquier resto suelto. Se colocan unas gotas de eugenol (aceite de clavo) con un trozo de algodón o gasa doblado en una bola o cubo de 1/4. Con unas pinzas, el portador se inserta en el encaje del diente. El portador se retira, se desecha y luego se reemplaza con otro cada 24 horas hasta que el dolor del zócalo seco desaparezca. [2]

3.. Material de restauración

El aceite de clavo de olor se ha utilizado en empastes dentales y cementos dentales durante muchos años por sus propiedades analgésicas tópicas. [2]

4. Agente anestésico local

El gel de clavo puede proporcionar a los dentistas una alternativa a la benzocaína para la anestesia tópica en su práctica diaria, especialmente para su uso con niños y en áreas donde el coste y la disponibilidad limitan el acceso a los anestésicos tópicos farmacéuticos. [2]

5. Candidiasis

El aceite de clavo es uno de los más fuertes asesinos de la Candida en el planeta. Un estudio realizado reveló que el aceite de clavo y el eugenol han causado una reducción considerable en la cantidad de ergosterol, un componente específico de la membrana de la célula fúngica y la formación de un tubo germinal por parte de Candida albicans fue inhibida total o casi completamente por las concentraciones de

***El autor correspondiente Aiswarya Dileep:** Departamento de Periodoncia, Facultad de Odontología y Hospital de Rajarajeswari, Bangalore, India; correo electrónico: dileepaiswarya438@gmail.com

aceite y eugenol por debajo de los valores de MIC. Confirmando así que hay una considerable actividad antifúngica contra

hongos clínicamente relevantes, incluidas las cepas resistentes al fluconazol, que merecen investigación adicional para su aplicación clínica en el tratamiento de las infecciones fúngicas. [2]

USOS DEL ACEITE DE CLAVO DE OLOR EN ENFERMEDADES PERIODONTALES

El aceite de clavo tiene una actividad antimicrobiana contra las bacterias periodontopáticas. El eugenol de clavo y el extracto metanólico que es efectivo contra el gramo positivo, el gramo contiene patógenos periodontales anaeróbicos negativos como Streptococcus mutans, Staphylococcus aureus, Lactobacillus acidophilus (bacterias), mostrando así los resultados positivos que sugieren que el aceite de clavo de olor puede ser utilizado como adyuvante en la terapia periodontal. Se utiliza para tratar las encías sangrantes. [3]

CONCLUSIÓN

Los clavos de olor representan uno de los principales antisépticos de la Madre Naturaleza. Se encontró que el aceite de clavo es más efectivo contra las especies de Staphylococcus. El clavo de olor es un potente agente antiviral. La eugenina aislada de las yemas de clavo mostró actividad antiviral contra el virus del Herpes simple.

***El autor correspondiente Aiswarya Dileep:** Departamento de Periodoncia, Facultad de Odontología y Hospital de Rajarajeswari, Bangalore, India; correo electrónico: dileepaiswarya438@gmail.com

REFERENCIAS

1. Milind P., Khanna D. Clove: Una especia campeona. Int J Res Ayurveda Pharm 2011; 2(1): 47-54.
2. Watson S. El uso del aceite de clavo en odontología, medicina natural y odontología. J Agr Food Chem 2010; 53: 6338-6346.
3. Dhanya K, Preena S. La actividad antimicrobiana de azardirachta indica, glycyrrhiza glabra, cinnamum zeylanium, syzygium aromaticum, accacia nilotica on streptococcus mutans and enterocococcus faecalis- Un estudio in vivo. Endodontología 2011; 23(1): 16-23.

***El autor correspondiente Aiswarya Dileep:** Departamento de Periodoncia, Facultad de Odontología y Hospital de Rajarajeswari, Bangalore, India; correo electrónico: dileepaiswarya438@gmail.com

CAPÍTULO 13

MEDICINA INTEGRADA,[HERB-CURCUMA LONGA (CÚRCUMA)] Y PERIODONCIA

Aiswarya Dileep*1, Krishna Kripal1 'Balaji. P2

[1]Department *of Periodontology, Rajarajeswari Dental College and Hospital, Bangalore, India*

[2]Department *of Oral Medicine and Radiology,, Rajarajeswari Dental College and Hospital, Bangalore, India*

Resumen: La cúrcuma (Curcuma longa) y varias otras especies del género de la cúrcuma crecen en estado silvestre en los bosques del sur de Asia, incluyendo India, Indonesia, Indochina, países asiáticos cercanos y algunas islas del Pacífico, incluyendo Hawaii. Todas estas áreas tienen usos culinarios y medicinales tradicionales que se remontan a la prehistoria. En el sistema Ayurveda indio de medicina herbal, la cúrcuma se conoce como el fortalecimiento y calentamiento de todo el cuerpo. Los usos tradicionales en la India incluyen mejorar la digestión, mejorar la flora intestinal, eliminar gusanos, aliviar gases, limpiar y fortalecer el hígado y la vesícula biliar, normalizar la menstruación, aliviar la artritis y la hinchazón, como purificador de sangre, para calentar y promover un metabolismo adecuado corrigiendo tanto los excesos como las deficiencias, para su aplicación local en esguinces, quemaduras, cortes, moretones, picaduras de insectos y picores, para una acción calmante en la tos y el asma, como antibacteriana y antifúngica, y en cualquier condición de debilidad o debilidad.

INTRODUCCIÓN

La cúrcuma es una antigua especia derivada del rizoma de la Curcuma longa, una planta perenne perteneciente a la familia de las Zingiberacae (jengibre). La cúrcuma es conocida como la "especia dorada", así como la "especia de la vida". Se ha utilizado en la India como planta medicinal y ha sido considerada sagrada desde tiempos inmemoriales. La cúrcuma tiene fuertes asociaciones con la vida sociocultural de la gente del subcontinente indio. Esta "hierba terrenal del Sol" con el rizoma naranja-amarillo era considerada como la "hierba del Sol" por la gente del período védico. No es de extrañar que los antiguos consideraran la cúrcuma como el Oushadhi, la hierba curativa, la hierba más sobresaliente, la única hierba por encima de todas las demás. 1] La cúrcuma también se considera una hierba rasayana, que es una rama de la medicina ayurvédica.

Las plantas del género Curcuma pertenecen a la familia de las zingiberaceae/escitaminae y son conocidas por su alto potencial terapéutico. Curcuma longa Linn. (Haridra), Cúrcuma aromática salisb (Vana Haridra), Cúrcuma

***El autor correspondiente Aiswarya Dileep:** Departamento de Periodoncia, Facultad de Odontología y Hospital de Rajarajeswari, Bangalore, India; correo electrónico: dileepaiswarya438@gmail.com

amada Roxb. (Amragandhi Haridra), Curcuma angustifolia Roxb, Curcuma caesia Roxb. (Kali Haridra), Curcuma zedoaria Rosc. (Zedoary) son especies importantes conocidas
entre las cien especies observadas en diferentes partes del mundo. [2]

La cúrcuma tiene al menos 6000 años de historia documentada de su uso como medicina y en muchas prácticas socio-religiosas. La cúrcuma es probablemente nativa del sudeste asiático, donde muchas especies de cúrcuma relacionadas se encuentran en estado salvaje, aunque no se sabe que la cúrcuma en sí misma se encuentre en estado salvaje. La cúrcuma se cultiva más extensamente en la India, seguida por Bangladesh, China, Tailandia, Camboya, Malasia, Indonesia y Filipinas. En pequeña escala, también se cultiva en la mayoría de las regiones tropicales de África, América y las islas del Océano Pacífico. La India es el mayor productor, consumidor y exportador de cúrcuma. Varios cosméticos y preparados ayurvédicos producidos comercialmente contienen kasthuri cúrcuma. El cuidado de la piel es la principal aplicación de esta planta aromática. El rizoma de la cúrcuma aromática también se utiliza en medicamentos como estómago, carminativo y emmenogogo para las enfermedades de la piel y recientemente como alimento saludable en Japón. [3]

APLICACIONES DENTALES DE LA CÚRCUMA

1. Dolor dental

Masajear los dientes doloridos con cúrcuma tostada y molida elimina el dolor y la hinchazón. [4]

2. Sistema de detección de placas dentales

La placa dental suele ser incolora y puede no ser fácilmente detectable. El sistema de detección de placas dentales involucra un agente (colorante, generalmente en forma de solución o tableta), que mancha la placa y permite su detección. Incluye el agente de tinción de la placa dental con pigmento amarillo de beni koji, extractos de cúrcuma, curcumina y un aparato emisor de luz con una longitud de onda comprendida entre 200 y 500 nm en un objeto de la cavidad bucal en el que está adherido el agente de tinción de la placa dental. [5, 6]

3. Sellador de fosas y fisuras

Se ha encontrado que el sellador de fisuras y fosas tintado es útil para aplicar a las superficies dentales con el fin de prevenir la formación de ataduras o reducir la caries dental. Este sellador puede ser producido a partir de una composición que

***El autor correspondiente Aiswarya Dileep:** Departamento de Periodoncia, Facultad de Odontología y Hospital de Rajarajeswari, Bangalore, India; correo electrónico: dileepaiswarya438@gmail.com

comprende un sistema de resina polimerizable que contiene monómero acrílico y al menos un colorante seleccionado del grupo que consiste en extracto de achiote, extracto de cúrcuma y extracto de cúrcuma. [4]

4. Efecto anticariogénico

Los efectos inhibitorios de un aceite esencial aislado de Curcuma longa sobre la propiedad de Streptococcus mutans se han observado en concentraciones de 0,5 a 4 mg/ml. Y también exhibe la inhibición significativa de la adherencia de S. mutans a las perlas de hidroxil apatito recubiertas de saliva e inhibe la formación de S. mutans en concentraciones superiores a 0.5 mg/ml. [7,8]

5. Como medicamento intracanal en endodoncia

La preparación quimio-mecánica es un paso fundamental para el control de infecciones durante el tratamiento de conductos radiculares. Durante las etapas de limpieza y moldeado, la instrumentación y el riego promueven la reducción. Se estudia la eficacia de la biopelícula de Curcumina contra la E fecalis en los conductos radiculares y, en comparación con la del hipoclorito de sodio, la curcumina presenta las ventajas del NaOCI, entre las que se incluyen el sabor desagradable, la toxicidad, la capacidad de eliminar la capa de frotis y la limitada actividad antibacteriana, el efecto dentrimental sobre la integridad estructural de los macrófagos de la dentina, la elasticidad y la resistencia a la flexión, así como el futuro alcance y las investigaciones garantizadas de que la curcumina puede utilizarse como irrigante y como medicación en el interior de los conductos. [9]

6. En lesiones precancerosas

La curcumina tiene su papel en el tratamiento de varias condiciones precancerosas como la fibrosis submucosa oral, la leucoplasia y el liquen plano oral. El extracto y el aceite de cúrcuma han demostrado actividad oncopreventiva en experimentos con animales in vitro e in vivo. Los curcuminoides en dosis de G000 mg/día en tres dosis divididas fueron bien tolerados y pueden demostrar eficacia en el control de los signos y síntomas del liquen plano oral. 10] La curcumina también tiene un futuro prometedor en el tratamiento de la fibrosis submucosa oral.

***El autor correspondiente Aiswarya Dileep:** Departamento de Periodoncia, Facultad de Odontología y Hospital de Rajarajeswari, Bangalore, India; correo electrónico: dileepaiswarya438@gmail.com

USOS DE LA CÚRCUMA EN LA ENFERMEDAD PERIODONTAL

1. Prevención de la formación de placa y gingivitis

Se ha estudiado la propiedad antiinflamatoria de la cúrcuma y se ha demostrado una reducción significativa de la inflamación. Bhandari y Shankwalkar usaron la cúrcuma en forma de colutorio y encontraron que era un agente antiinflamatorio efectivo. [15]

Se ha descubierto que la curcumina posee propiedades antimicrobianas. Se ha sugerido que la curcumina puede utilizarse como agente antimicrobiano alternativo contra las infecciones bacterianas graves. [17-19]

Waghmare et.al llevó a cabo un estudio clínico que comparó la eficacia del enjuague bucal de cúrcuma y el enjuague bucal de gluconato de clorhexidina en la prevención de la gingivitis y la acumulación de placa en cien sujetos. Concluyeron que el gluconato de clorhexidina, así como el colutorio de cúrcuma, pueden utilizarse eficazmente como complemento de los métodos mecánicos de control de la placa en la prevención de la placa y la gingivitis. Se ha encontrado que el gluconato de clorhexidina es efectivo cuando se considera la propiedad de la placa antigua. Además, los autores afirmaron que la cúrcuma es definitivamente un buen complemento para el control mecánico de la placa y que el enjuague bucal a base de cúrcuma tiene un potencial significativo para ser establecido como una medida de control de la placa de bajo costo. [16]

Piramal[20] et al. describieron una composición para el tratamiento y prevención de enfermedades periodontales utilizando una formulación bioadhesiva que incluye curcuminoides como agente activo. La composición incluía curcumina, tetrahidrocurcumina, bishidrocurcumina, droga en bruto y extractos de disolvente de curcuma longa, uno o más polímeros bioadhesivos como hidroxipropil celulosa, hidroxipropil metilcelulosa, carboximetilcelulosa sódica, hidroxietilcelulosa y cloruro sódico, bicarbonato sódico o mezclas de sodio y uno o más excipientes. Esta composición de aplicación oral puede utilizarse para el tratamiento de la gingivitis y otras enfermedades periodontales. [20,21]

Niyomploy et al[22] encontraron que una fracción de polisacáridos crudos extraídos de los rizomas de la cúrcuma silvestre, el salisb aromático de la cúrcuma (Zingiberaceae) podía provocar la proliferación de los fibroblastos gingivales humanos en un 30%, mientras que la otra fracción podía inhibir significativamente la proliferación de los fibroblastos gingivales en un 92%.

***El autor correspondiente Aiswarya Dileep:** Departamento de Periodoncia, Facultad de Odontología y Hospital de Rajarajeswari, Bangalore, India; correo electrónico: dileepaiswarya438@gmail.com

2. Sistema local de administración de medicamentos

Behal et al[23] realizaron un estudio para comparar el efecto del sistema experimental de administración local de fármacos que contiene un 2% de cúrcuma entera (en forma de gel) como complemento de la descamación y el alisado radicular, con el efecto conseguido mediante el alisado y el alisado radicular solo, evaluando sus respectivos efectos sobre la placa y la inflamación gingival, hemorragia por sondaje, profundidad de la bolsa, niveles relativos de fijación y actividad enzimática similar a la tripsina de microorganismos del "complejo rojo", a saber, Bacteroides forsythus, Porphyromonasgingivalis y Treponema denticola en un diseño de boca dividida que incluye a treinta sujetos con periodontitis crónica localizada y generalizada. Los autores concluyeron que el gel de cúrcuma entera al 2% puede ser usado efectivamente como un complemento para la descamación y el alisado radicular.

y es más eficaz que el raspado y el alisado radicular solo en el tratamiento de las bolsas periodontales.

3 Curación de heridas quirúrgicas

Habiboallah y otros[24] realizaron un estudio para comparar los efectos de la formulación del ghee Curcuma longa y la cicatrización de heridas gingivales con ácido hialurónico después de la cirugía en perros sabuesos. Se observó una diferencia significativa en los parámetros inflamatorios y reparadores del proceso de curación con respecto a los casos tratados con Curcuma longa. Los resultados sugirieron un efecto terapéutico potencial positivo sobre la cicatrización de las heridas quirúrgicas, en particular la mejoría de las consecuencias del tratamiento periodontal después de la cirugía.

CONCLUSIÓN

Varios cosméticos y preparados ayurvédicos producidos comercialmente contienen kasthuri cúrcuma. El cuidado de la piel es la principal aplicación de esta planta aromática. El rizoma de la cúrcuma aromática también se utiliza en medicamentos como estómago, carminativo y emmenogogo para las enfermedades de la piel y recientemente como alimento saludable en Japón.

***El autor correspondiente Aiswarya Dileep:** Departamento de Periodoncia, Facultad de Odontología y Hospital de Rajarajeswari, Bangalore, India; correo electrónico: dileepaiswarya438@gmail.com

REFERENCIAS

1. Policía de Jager. Cúrcuma. Cúrcuma: Una Medicina Herbal y Tradicional. Arc Appl Sci Res 2012:1 (2) 92-97.
2. Vasudev K, Hedge PL, Harini A. Actividades Farmacológicas del Tumérico (Curcuma longalinn): Una revisión. J Homeop Ayur Med 2013:2(4):133.
3. Kojima H, Yanai T, Toyota A. Componentes del aceite esencial de los rizomas aromáticos de la cúrcuma japonesa e italiana. Planta Medica 1998:64: 380-381.
4. Cikrikci S, Mozioglu E, Yilmaz H. Actividad biológica de los curcuminoides aislados de Curcuma longa. Rec Nat Prod 2008; 2:19-24.
5. Chaturvedi TP. Usos de la cúrcuma en odontología: Una actualización. Indian J Dent Res 2009; 20: 1079.
6. Lawande SA. Aplicaciones terapéuticas de la cúrcuma (Curcuma longa) en odontología: Un futuro prometedor. J Pharm Biomed Sci 2013; 27: 586 591.
7. Antharjanm RSD, Anita B: Curcumina como modalidad de tratamiento en la estomatitis aftosa recurrente. Informe de caso. Kerala Dental Journal 2009, 32: 206- 208.
8. Kumar P, Ansari SH. Ali J. Herbal remedies for the treatment of periodontal diseasee- a patent review. Patentes recientes sobre Entrega y Formulación de Medicamentos 2009; 3: 221-228.
9. Neelakantan P, Subbarao C. Sharma S, Subbarao CV, Garcia Godoy F, Gutmann JL. Eficacia de la curcumina contra el biofilm de Enterococcus feacalis. Acta Odoniologica Scandinavica 2013:71:1453-1457.
10. Chainani Wu23 N, Madden E, Lozzaada Nur F, Silverman S. Los curcuminoides en dosis altas son eficaces en la reducción de los síntomas y signos del liquen plano oral. J Am Acad Dermatol 2012:66:752-760.
11. Arora RB. Estudios antiinflamatorios en cúrcuma Long Indian. Indian J Med Res 1971; 59: 1289-1295.
12. Srimal RC, Deodhar. Farmacología del diferuloilmetano (curcumina), un agente antiinflamatorio no esteroide. Phormacology of curcumin 1979.12:34-39.
13. Ghatak N, Basu N. Sodio curcuminado como agente antiinflamatorio eficaz. Ind J Exp Biol 1972: 10: 235.
14. Srivastav Arun Kumar, Sivaramakrishnan. Propiedades citotóxicas y reductoras de tumores de la curcumina. Indian J Pharmac 1998, 20:95.
15. Bhandari H, Shankwalkar GB. Evaluación clínica de la acción de la combinación de fármacos indeseables sobre la placa dental, el cálculo y la gingivitis, Clin Oral Microbiol 1980, 10-108.
16. Waghmare PF, Chaudhari AU. Karhadkar VM, Jamkhande AS. Evaluación comparativa del enjuague bucal de cúrcuma y gluconato de clorhexidina en

***El autor correspondiente Aiswarya Dileep:** Departamento de Periodoncia, Facultad de Odontología y Hospital de Rajarajeswari, Bangalore, India; correo electrónico: dileepaiswarya438@gmail.com

la prevención de la formación de placa y gingivitis: estudio clínico y microbiológico. J Contemp Dent Pract 2011: 12(4): 22124.

17. Han SH. Yu HH. Shin IHS, Lee SI, Kim KJGieong SI. Actividad antibacteriana curcumina y bismetil- curcumina aislada de curcuma longa. Microbiología e inmunología 2004:5:19-25.
18. Drake D, Halt S, Schwartz J, Mager D, Kozlowski VA. Efectos de los agentes ambientales sobre las bacterias de la cavidad bucal. Clin Oral Microbiol 2004; 108-115.
19. Na HS, Cha MH, Oh DR, Cho CW, Rhee JH, Kim YR. Mecanismo de protección de la curcumina contra la infección por Vibrio vulnificus. FEMS Inmunol Med Microbiol 2011: 63: 35-362.
20. Piramal SA. Jathar SR, Sirwani RP. Malhotra P. Comparative evaluation of turmeric and chlorhexidine gluconate mouthwash in prevention of plaque formation and gingivitis: a clinical and microbiological study. J Contemp Dent. Pract 208, 54:32-40.
21. Kumar P. Ansari SH, Ali J. Herbal remedies for treatment of periodontal diseasee-a patents on drug delivery and formulation 2009, 3: 221-228.
22. Niyomploy P, Thunyakitpisal P, Karnchanat A, Sangvanich P. Cell proliferative effect of polyxyloses extracted from the rhizomes of wild turmeric, Curcuma aromatic.pharmaceutical Biology 2010;48(8): 932-7.
23. Behal R, Mali A M. Gilda SS, Paradkar AR. Evaluación del sistema local de administración de medicamentos que contiene gel de cúrcuma entero al 2% utilizado como complemento del raspado y el alisado radicular en la periodontitis crónica: estudio clínico y microbiológico. L. Indian Soc Periodontol 2011; 15:35-8.
24. Habiboallah G, Nasroallah S, Mahdi Z, Nasser MS, Massoud Z, Ehsan BN, Mina ZJ. Evaluación histopatológica de la formulación de Curcuma longa-ghee y ácido hialurónico sobre la cicatrización gingival en el perro. Ethnopharmacol 2008, 120(3):335-41.

***El autor correspondiente Aiswarya Dileep:** Departamento de Periodoncia, Facultad de Odontología y Hospital de Rajarajeswari, Bangalore, India; correo electrónico: dileepaiswarya438@gmail.com

CAPÍTULO 14

MEDICINA INTEGRADA,[HIERBA-TRIPHALA] Y PERIODONCIA

Aiswarya Dileep*1, Krishna Kripal1 ·C.Kavita1

1Department *of Periodontology, Rajarajeswari Dental College and Hospital, Bangalore, India*

Resumen: Amalaki es conocido por el nombre botánico Embelica officinalis y también Phyllanthus officinalis. Amalaki también es conocido en sánscrito como Dhatri (La enfermera), que hace referencia a sus increíbles propiedades curativas. Amalaki puede tomarse individualmente en polvo o como un dulce. Amalaki es una hierba beneficiosa; sin embargo, se deben tomar precauciones con los pacientes que presenten síntomas de disentería.

INTRODUCCIÓN

Triphala es una de las hierbas ayurvédicas más conocidas de la India, que consiste en frutos secos y en polvo de tres plantas medicinales: Terminalia BellericaRoxb (Bibhitaki), Terminalia chebula Retz (Haritaki) y Embellica officinalis Gaertn (Amalaki), La formulación consiste en proporciones iguales de pericarpos de estos mirobálanos. Hay un dicho popular en la India que dice: "¿No, Madre? No te preocupes mientras tengas a Triphala" Esta es una alusión a la creencia de que Triphala cuida de los órganos internos, de la misma manera que una madre cuida a sus hijos. 2] y entre las hierbas laxantes, el Triphala es el más seguro y fortalecedor. [3]

Triphala ha sido descrito en el antiguo texto ayurvédico como un Tridoshicrasuyana, un agente terapéutico con efectos equilibrantes y rejuvenecedores sobre los tres humores o elementos constitucionales en vata ayurvédica, pitta y kapha. Terminalia chebulaRetz y Terminalia BellericaRoxb tienen una energía cálida, mientras que Embellica officinalis Gaertn es fría e innatural. Triphala es una combinación de los tres es equilibrada, por lo que es útil como una fórmula de limpieza interna, desintoxicante. Es considerado como un rasayana importante y un buen purgante en la medicina ayurvédica. La receta de este tradicional suplemento herbal se describe en el tradicional texano indio, el Charaka y la Susruna Sambina.

***El autor correspondiente Aiswarya Dileep:** Departamento de Periodoncia, Facultad de Odontología y Hospital de Rajarajeswari, Bangalore, India; correo electrónico: dileepaiswarya438@gmail.com

USOS DE LA TRIFALA EN ENFERMEDADES BUCALES

1. Actividad anti-caries

A pesar de varios agentes de la placa disponibles en el mercado, la búsqueda de un agente eficaz todavía continúa. Varios efectos secundarios indeseables asociados con estos agentes estimularon la búsqueda de agentes alternativos. Las plantas o productos vegetales utilizados en consultorios dentales populares o prescritos con remedios unani, homeopáticos o ayurvédicos están ganando atención en vista de sus aclamadas propiedades medicinales.

Terminalia chebula es valiosa en la prevención y tratamiento de varias enfermedades de la boca como la caries dental, la gingivitis y la estomatitis. El extracto podría prevenir con éxito la formación de placa en la superficie del diente, ya que inhibe la adherencia inducida por la sacarosa y la agregación inducida por la glucosa, los dos procesos que fomentan la colonización del organismo en la superficie del diente. Por lo tanto, el extracto de chebula puede ser un agente eficaz en el tratamiento de los dientes cariosos, debido a su capacidad para inhibir el crecimiento y la acumulación de mútuos en la superficie del diente. Esto evitaría la acumulación de ácidos en la superficie del diente y, por lo tanto, una mayor desmineralización y la descomposición del esmalte. [4]

2. Triphala como irrigante del conducto radicular

Las infecciones endodónticas primarias son causadas por microorganismos orales, que suelen ser patógenos oportunistas que pueden invadir un conducto radicular que contiene tejido necrótico y establecer un proceso infeccioso. El número de bacterias anaeróbicas facultativas aumenta cuando el conducto radicular permanece infectado durante largos períodos. Enterococcus faecalis, un coco anaeróbico facultativo grampositivo, es el Enterococcus sp. más común cultivado en casos endodónticos no cicatrizantes. El hipoclorito de sodio (Na0CI) es un irrigante eficaz utilizado para eliminar las biopelículas de E. faecalis in vitro, pero sus principales desventajas son su sabor desagradable, su alta toxicidad y su incapacidad para eliminar la capa de frotis.

***El autor correspondiente Aiswarya Dileep:** Departamento de Periodoncia, Facultad de Odontología y Hospital de Rajarajeswari, Bangalore, India; correo electrónico: dileepaiswarya438@gmail.com

Triphala ha mostrado una actividad antibacteriana significativa contra biofilms de tres y seis semanas. El uso de alternativas a base de hierbas como irrigante de conductos radiculares podría resultar ventajoso teniendo en cuenta las diversas características indeseables del NaOCI. [1]

USOS DE LA TRIFALA EN LA PERIODONTITIS

1. Actividad anticolagenasa de la trifala

Las metaloproteinasas de matriz juegan un papel vital en la destrucción periodontal, y este conocimiento lleva a un nuevo concepto que implica la inhibición quimioterapéutica de estas enzimas. La doxiciclina es la tetraciclina más potente para la inhibición de la colagenasa gelatinasa. Sin embargo, el tratamiento con tetraciclina a largo plazo tiene ciertas desventajas. El uso del extracto de productos herbales en el tratamiento de la enfermedad periodontal no produce efectos secundarios de los compuestos de tetraciclina ni de otras drogas sintéticas. Triphala tiene una fuerte actividad inhibitoria contra la colagenasa de tipo PMN, especialmente MMP9 a una concentración de 1500 ml de ug, lo cual se encuentra dentro del perfil de seguridad de los estudios toxicológicos. [5]

2. Efecto antimicrobiano y antioxidante de la trifala

El efecto antimicrobiano y antioxidante de Triphala ha sido probado in vitro ya que se ha demostrado que inhibe a Streptococcusmutans en concentraciones tan bajas como 50 μg/ml. Este efecto antiplaca puede deberse probablemente al ácido tánico del Triphala, que se adsorbe bien a los grupos en la superficie de las células bacterianas, lo que provoca la desnaturalización de las proteínas y, en última instancia, la muerte de las células bacterianas.

La fuerte actividad antioxidante de Triphala puede atribuirse a T: belerica, que es el antioxidante más activo seguido por E. officinalis y T chebula. Los principales ingredientes de T. Belerica son elágico y ácido gálico: E officinalis tiene varios derivados del ácido gálico incluyendo epigallocatechingallate y en T. chebula, el ácido gálico es el ingrediente principal. La presencia de estos ingredientes activos de

***El autor correspondiente Aiswarya Dileep:** Departamento de Periodoncia, Facultad de Odontología y Hospital de Rajarajeswari, Bangalore, India; correo electrónico: dileepaiswarya438@gmail.com

naturaleza fenólica puede ser responsable de la eliminación de los radicales libres. [6]

3. Triphala como enjuague bucal

Las drogas ayurvédicas se han utilizado desde la antigüedad. Los enjuagues orales hechos de estos se utilizan en la terapia periodontal. Según el Sushruta Samhita, el triphala puede ser utilizado como agente de gárgaras en enfermedades dentales.

El enjuague bucal Triphala al 0,6% ha demostrado tener una actividad anticaries significativa, que es comparable a la de la clorhexidina sin tener desventajas como la tinción de los dientes y a un costo mucho menor, aunque no hubo evidencia de remineralización de la estructura dental. [7]

El enjuague bucal de Triphala cuando se combina con el raspado y el alisado radicular mostró una reducción significativa en los índices de higiene de la placa, la encía y la boca sin evidencia de tinción de los dientes a los siete, 30 y 45 días, lo cual fue comparable a la reducción obtenida por el enjuague bucal de clorhexidina en combinación con el raspado y el alisado radicular. [8]

Enjuague bucal de Triphala dos veces al día combinado con metronidazol 400 mg tres veces al día en comparación con 0,2% de clorhexidina con metronidazol 400 mg tres veces al día y enjuague bucal de Triphala con polvo oral de Triphalain. Un estudio de un mes de duración mostró una mejoría en los índices clínicos en términos de reducción de la movilidad de los dientes, la profundidad de los bolsillos, el sangrado de las encías, la sensibilidad al calor y al frío y la formación de sarro con una recurrencia mínima en todos los parámetros clínicos. [9]

CONCLUSIÓN

Bibhitaki es una hierba rejuvenecedora y beneficiosa como tónico para Kapha. Es una hierba laxante fuerte y al ser astringente, limpia y tonifica los intestinos. Bibhitaki, aunque el calentamiento en la naturaleza no viciará a Pitt. Es eficaz contra las piedras y las acumulaciones de kapha. Cuando se toma en exceso, Bibhitaki agravará a Vata, y se debe tener precaución con aquellos que muestran síntomas de Vata alto.

Según la Enciclopedia Ayurveda, el Bibhitaki es una hierba que trabaja en los tejidos "Plasma, músculo y hueso" y en los sistemas "Digestivo, excretor, nervioso y

***El autor correspondiente Aiswarya Dileep:** Departamento de Periodoncia, Facultad de Odontología y Hospital de Rajarajeswari, Bangalore, India; correo electrónico: dileepaiswarya438@gmail.com

respiratorio". Además, las acciones de Bibhitaki son antihelmínticas, antisépticas, astringentes, expectorantes, laxantes, litotrípticas, rejuvenecedoras, tónicas".

REFERENCIAS

1. Prabhakar J, Senthilkumar M. Priya MS, Mahalakshmi K, Sehgal PK, Sukumaran VG. Evaluación de la eficacia antimicrobiana de las alternativas herbales (trifalatos y polifenoles del té verde), MTAD e hipoclorito de sodio al 5% contra la biopelícula de Enterococcus faecalis formada sobre el sustrato dental: Un estudio in vitro. J Endod 2010:36:83-86.
2. Bali chouhan. Triphala: una revisión ayurvédica integral. Int. J.Res. Ayurveda Pharm.2008: 5(1): 717-721.
3. Frawley, D. Ayurvedic Healing, A Comprehensive Guide. 2003; 124.
4. Jagtap AG, Karkera SG. Potencial del extracto acuoso de Terminalia chebula como agente anticaries. J Ethnopharmacol 1999; 68: 299-306.
5. Abraham S., Kumar MS, Sehgal PK, Nitish S. Jayakumar ND. Evaluación del efecto inhibitorio de Triphala sobre la Matriz de Metaloproteinasa tipo PMN (MMP-9). J Periodontol 2005:76:497-502.
6. Jagdish L, Anand Kumar VK, Kaviyarasan V. Efecto de Triphala en el biofilm dental. Indian J Sci Technol 2009; 2: 30-33.
7. Tandon S, Gupta K, Rao S. Malagi KJ. Efecto del enjuague bucal de Triphala sobre el estado de la caries. Int J Ayurveda Res 2010; 1: 93-99.
8. Desai A, Anil, Debnath S. Un ensayo clínico para evaluar los efectos de Triphala como enjuague bucal en comparación con la clorhexidina en pacientes con periodontitis generalizada crónica. Indian J Dent Adv 2010; 2: 243-7.
9. Maurya DK, Mittal N, Sharma KR, Nath G. Papel de la trifala en el tratamiento de la enfermedad periodontal. Anc Sci Life 1997; 17: 120-127.

***El autor correspondiente Aiswarya Dileep:** Departamento de Periodoncia, Facultad de Odontología y Hospital de Rajarajeswari, Bangalore, India; correo electrónico: dileepaiswarya438@gmail.com

CAPÍTULO 15

MEDICINA INTEGRADA,[HERB-PUNICA GRANATUM L. (GRANADA) Y PERIODONCIA

Aiswarya Dileep*1, Krishna Kripal1

1Department of Periodontology, Rajarajeswari Dental College and Hospital, Bangalore, India

Resumen: Durante la última década, se han logrado avances significativos en el establecimiento de los mecanismos farmacológicos de la granada y de los constituyentes individuales responsables de de ellos. Los extractos de todas las partes del fruto parecen tener propiedades terapéuticas y pocos estudios reportan que la corteza, las raíces y las hojas del árbol también tienen ventajas medicinales. Las investigaciones recientes parecen indicar que los constituyentes de la granada más beneficiosos desde el punto de vista terapéutico son los elagitaninos de ácido elágico (incluidas las punicalaginas), el ácido punicico, los flavonoides, las antocianidinas, las antocianinas y los flavonoles y flavonas estrogénicos.

INTRODUCCIÓN

La granada, punicagranatum, una fruta antigua, mística y altamente distintiva, es el miembro predominante de dos especies de la familia de las punicáceas. Fue alabado en tiempos antiguos en el antiguo testamento de la biblia, la judería y el babyloniantalmud como fruto sagrado que confiere poderes de fertilidad, abundancia y buena suerte. También aparece de manera prominente en las ceremonias, el arte y la mitología de los egipcios y griegos y fue el emblema personal del santo emperador romano. maximilian. La granada es el símbolo y el dispositivo heráldico de la antigua ciudad de granada en España - de la que toma su nombre la ciudad. El nombre del género, Punica, era el nombre romano de Cartago, donde se sabía que crecían las mejores granadas. La granada es conocida por los franceses como granada. [1]

La granada es nativa de la zona de Irán a los Himalayas en el norte de la India, y ha sido cultivada y naturalizada en toda la región mediterránea desde la antigüedad. En realidad, la granada se cultiva ampliamente en Irán, la India, los países mediterráneos y las partes más secas del sudeste asiático, Malasia, las Indias Orientales y el África tropical y, hasta cierto punto, en los Estados Unidos (partes más secas de California y Arizona), China, Japón y Rusia. [2]

***El autor correspondiente Aiswarya Dileep:** Departamento de Periodoncia, Facultad de Odontología y Hospital de Rajarajeswari, Bangalore, India; correo electrónico: dileepaiswarya438@gmail.com

PROPIEDADES BIOLÓGICAS Y APLICACIÓN TERAPÉUTICA DE LA GRANADA

En la actualidad, existe un gran interés en la comunidad científica por las propiedades funcionales de la granada. Existen varios trabajos científicos que relacionan las propiedades funcionales (antioxidantes, antimicrobianas, o para combatir enfermedades vasculares, diabetes y cáncer) de la granada y sus derivados como el jugo, el aceite de semilla, la cáscara, etc. Sin embargo, estos efectos necesitan un mayor apoyo científico. El fruto de la granada podría ser considerado porque tiene compuestos valiosos en diferentes partes de la fruta que muestran efectos funcionales y medicinales. Estos pueden actuar como antioxidantes, antitumorales o antihepatotóxicos, y mejorar la salud cardiovascular. Se ha visto que tienen propiedades antimicrobianas, antiinflamatorias, antivirales y antidiabéticas, y pueden mejorar la salud oral y cutánea. Ayudan a prevenir la enfermedad de alzheimer y a mejorar la calidad del esperma y la disfunción eréctil en pacientes varones. Sin embargo, se han completado pocos ensayos clínicos bien controlados y estos efectos no se han establecido sólidamente. Lansky y Newman, quienes indicaron que se requiere una investigación mucho más profunda en este campo de rápido crecimiento para evaluar el valor general y la seguridad de la granada como fruta intacta o de varios extractos derivados de los componentes de la granada. [2]

USOS EN ENFERMEDADES BUCALES

1. Estomatitis aftosa

   Un gel de granada tópico al 10% fue eficaz para reducir el dolor recurrente de la estomatitis aftosa y el tiempo para la curación completa de las úlceras. Esto se atribuyó a sus propiedades antiinflamatorias, antioxidantes y antimicrobianas de la granada. [3]

2. Disminuir el reflejo nauseoso

   Una pastilla con un 80% de extracto de piel de granada fue capaz de disminuir el reflejo nauseoso en el paladar blando hasta un 88,5% y en las amígdalas hasta un 92,5%. Este efecto podría deberse a la presencia de taninos
   que tienen efectos anestésicos. [4]

***El autor correspondiente Aiswarya Dileep:** Departamento de Periodoncia, Facultad de Odontología y Hospital de Rajarajeswari, Bangalore, India; correo electrónico: dileepaiswarya438@gmail.com

3. Estomatitis por prótesis dentales

Un extracto de corteza de punicagranato a base de gel fue efectivo para tratar la estomatitis de la dentadura postiza con la misma eficacia que el miconazol. [5]

4. Actividad anti-caries

Streptococcus mutans (s. Mutans) se considera como la principal caries dental causante del patógeno. S. Mutans ha mostrado una alta sensibilidad a la granada[6] El gel de extracto de granada era activo contra S. Sanguis, S. Mutans y streptococcus mitis (S. Mittis) controlando su adhesión a la superficie del vidrio y que podía ser usado para prevenir la adherencia de varios microorganismos en la cavidad oral. [7]

En un reciente estudio in vitro, el gel de extracto de pulpa de granada mostró un efecto inhibitorio altamente significativo en un 5% 25% 50% y 100% contra S. Mutans en comparación con el aloe vera y el sorbitol. Esta acción se debe probablemente a la propiedad antimicrobiana de los taninos. 8] El pomengranato podría ser un agente anticariogénico potencial debido a su propiedad de inhibir a los s. Mutantes.

LA GRANADA EN LAS ENFERMEDADES PERIODONTALES

La placa dental es un requisito previo para la enfermedad periodontal. Las bacterias presentes en la placa dental tienen un efecto patológico directo sobre los tejidos periodontales. Se ha demostrado que la periodontitis ocurre debido a varios otros mecanismos indirectos además del efecto directo de los patógenos periodontales. Los lipopolisacáridos bacterianos estimulan la producción de citoquinas catabólicas y mediadores inflamatorios, incluyendo metabolitos de ácido araquidónico como la prostaglandina E2, la interleucina- (l), la interleucina-6 (IL-6), el TNF-a (factor de necrosis tumoral α). Estas citoquinas y mediadores inflamatorios estimulan la liberación de enzimas derivadas de los tejidos, las matriciales metaloproteinasas, que causan la destrucción de la matriz extracelular y el hueso. [9]

Las especies reactivas de oxígeno también han sido consideradas como una de las principales causas de una respuesta inflamatoria exagerada en la patogénesis de la

***El autor correspondiente Aiswarya Dileep:** Departamento de Periodoncia, Facultad de Odontología y Hospital de Rajarajeswari, Bangalore, India; correo electrónico: dileepaiswarya438@gmail.com

periodontitis. Estas especies reactivas de oxígeno, junto con el daño tisular directo al periodonto, también pueden activar factores clave de transcripción nuclear, como el activador del receptor del factor nuclear kappa β (NfKβ) y la proteína I activada (ap-l). Estos factores de transcripción nuclear tienen un efecto positivo en la transcripción de genes para mediadores pro-inflamatorios clave y estimulación de la osteoclastogénesis. [9]

El principal ingrediente de los ácidos grasos de la granada, el ácido punícico, es un excelente compuesto antiinflamatorio con la propiedad de suprimir la producción de prostaglandinas. 10] El aceite de semilla de granada prensado en frío ha inhibido las enzimas ciclooxigenasa y lipoxigenasa in vitro. Ambas son enzimas clave en la producción de varios mediadores inflamatorios. El extracto de granada tiene un amplio efecto inhibidor sobre la expresión de las metaloproteinasas (MMPs) y la interleucina 1 (I-1) (destrucción de tejido inducida por I-1By). Aparte del mecanismo anterior, el efecto antiinflamatorio de la granada debido a su acción reguladora inmune sobre los macrófagos y los linfocitos T y B. [11]

El extracto de granada mostró actividad antiinflamatoria a través de la inhibición de la actividad de NF- kβ (factor nuclear kappa-β) y la prevención de la activación de Euk-1 o Euk-2 (mitógeno activado en cascadas de quinasa). También disminuyó no (óxido nítrico) y PGE2; síntesis en las células caco-2 intestinales. El ácido elágico inhibió la activación de NF-b a través de un mecanismo de ik-b (inhibidor del factor nuclear kappa b) fosforilación. 10] El bloqueo de las vías de señalización de células inflamatorias Nf-kß que producen diversos factores destructivos puede ser una estrategia potencial para prevenir la resorción ósea inducida por la inflamación y un mecanismo prometedor para tratar la periodontitis. La ingestión oral del extracto rico en polifenoles del extracto de granada inhibió las enzimas cox-1 y cox-2. También inhibió la producción de IL-Ip inducida por no y PGE2. Se observó una reducción significativa del sangrado gingival después de un dentífrico que contenía granada. 14] La granada podría ser beneficiosa en el tratamiento de la periodontitis, ya que posee un excelente efecto antiinflamatorio.

Los extractos de granada tienen la capacidad de eliminar los radicales libres y disminuir el estrés oxidativo de los macrófagos y la peroxidación de lípidos. La granada podría producir un efecto anti-gingivitis ya que los flavonoides poseen propiedades antioxidantes directas[15] y efectos indirectos al aumentar la actividad de eliminación de radicales libres de las enzimas hepáticas catalasa, superóxido dimutasa y peroxidasa.

***El autor correspondiente Aiswarya Dileep:** Departamento de Periodoncia, Facultad de Odontología y Hospital de Rajarajeswari, Bangalore, India; correo electrónico: dileepaiswarya438@gmail.com

Sastravaha et el. concluyeron en su estudio preliminar que el parto local con centellaasiatica y extractos de punicagranatum después de la descamación y el alisado radicular mostró mejoras significativas en la profundidad de la bolsa y el nivel de apego en comparación con el placebo. El extracto de Punicagranatum puede proporcionar una acción sinérgica en la estabilización del colágeno, ya que los taninos tienen afinidad por las proteínas, formando así enlaces con las fibras de colágeno. 16] En su estudio de seguimiento observaron una mejora significativa en los parámetros periodontales y una disminución en la IL-1β y la IL-6 en comparación con el valor inicial. [17]

Los componentes de la granada podrían promover la salud bucal, incluyendo la reducción del riesgo de gingivitis. El enjuague bucal tres veces al día con extracto de granada disuelto en agua aumentó el nivel de actividad antioxidante y disminuyó la actividad de la aspartato aminotransferasa. 18] La aspartato aminotransferasa se considera un indicador eficaz de lesión celular y es elevada entre los pacientes con periodontitis. [19]

Los niveles de proteína en la saliva son más altos entre los pacientes con periodontitis que se correlacionan con el contenido bacteriano que forma la placa. Las muestras de saliva mostraron una disminución significativa en los niveles de proteína después del enjuague con enjuague bucal de granada, lo que indica su actividad antibacteriana. [20]

Los flavonoides de la granada han demostrado una acción antibacteriana in vitro contra la gingivitis que causa microbios,[21] el streptococcus sanguis (S. Sanguis) era sensible a la acción inhibitoria del extracto de granada era similar a la clorhexidina. 22] Se sabe que S. Sanguis es el colonizador de la formación de placa dental. La posible razón de este efecto antibacteriano son los taninos que aumentan la bacteriolisis, interfieren con los mecanismos de adherencia bacteriana sobre las superficies dentales. 22] En contraste, el extracto de corteza de fruta de granada mostró una mejor inhibición del crecimiento de S. Sanguis, Streptococcus sobrinus y lactobacilluscasei cuando se comparó con lo chlorhexidine. 23] Un enjuague bucal de granada con extracto hidroalcohólico disminuyó las unidades formadoras de colonias de bacterias formadoras de placa en un 84% contra la clorhexidina (79% pacientes sanos. El extracto de granada también suprime la capacidad de los microorganismos formadores de placa para adherirse a la superficie del diente. La granada puede ser una posible alternativa para la prevención de la formación y tratamiento de la placa dental. [24]

***El autor correspondiente Aiswarya Dileep:** Departamento de Periodoncia, Facultad de Odontología y Hospital de Rajarajeswari, Bangalore, India; correo electrónico: dileepaiswarya438@gmail.com

Un gel de extracto de punica granatum al 10% no fue eficaz para prevenir la formación de placa dental y la gingivitis, mientras que un gel de granada (5 g de carboximetilcelulosa en 100 ml de jugo de granada) mostró un excelente efecto anti-gingivitis y una reducción significativa en las puntuaciones de placa cuando se utilizó como complemento del desbridamiento mecánico.

Un estudio reciente demostró que el enjuague bucal de granada tiene una eficacia antibacteriana contra los agregatibacteractinomycetemcomitans (aa), p.gingivalis, prevotella intermedia que son los patógenos periodontales más importantes[15] Punicagranatum ha mostrado actividad antimicrobiana contra los esteikenellacorrodens, que es un colonizador secundario en la formación de biofilm en la superficie del diente significativamente mayor que la clorhexidina. 25] El enjuague con 30 ml de jugo de granada fue eficaz para reducir en un 32% las unidades formadoras de colonias de organismos formadores de placa dental. 26] El enjuague bucal de granada usado dos veces al día durante quince días resultó en una reducción más eficaz de la encía y el sangrado en las puntuaciones de sondaje en comparación con la clorhexidina. 27] El gel de granada cuando se utilizó como complemento del desbridamiento mecánico fue eficaz en el tratamiento de la gingivitis con una mejora de los parámetros clínicos y microbiológicos. Se observó una mejoría significativa en los índices de placa, gingival y hemorragia en 92 pacientes a los que se les indicó que usaran una pasta dental que contenía granada junto con otras hierbas. Por lo tanto, la granada podría ser un excelente complemento de la terapia periodontal convencional como agente antiplaca debido a sus propiedades antibacterianas.

Se dice que las bolsas periodontales profundas están asociadas con la infección por Helicobacter pylori. 29] Se han detectado mayores niveles de H. Pylori en las cavidades orales de pacientes con periodontitis. 30-32] La granada ha demostrado una actividad antibacteriana significativa contra el H.Pylori. 33] Por lo tanto, la granada podría ser beneficiosa en el tratamiento de la periodontitis.

Se ha descubierto que los extractos de granada son eficaces contra el virus del herpes. Recientemente, se ha sugerido que los virus del herpes podrían ser un desencadenante para la destrucción del tejido periodontal. El virus del herpes puede iniciar y acelerar la progresión de la periodontitis debido a su potencial para estimular la liberación de citocinas de las células huéspedes, perjudicando los mecanismos de defensa del huésped, lo que resulta en una mayor virulencia de las bacterias periodontopáticas residentes. Por lo tanto, la granada con su propiedad antiviral también podría curar la periodontitis. Un estudio reciente concluyó que el extracto de piel de granada tenía un efecto notable sobre las tricomoniasis y podía utilizarse en el tratamiento de la gingivitis ulcerosa aguda. [34]

***El autor correspondiente Aiswarya Dileep:** Departamento de Periodoncia, Facultad de Odontología y Hospital de Rajarajeswari, Bangalore, India; correo electrónico: dileepaiswarya438@gmail.com

El extracto de granada es conocido por sus propiedades cicatrizantes. Se sabe que induce un aumento de la migración y proliferación de fibroblastos, la formación de colágeno y la angiogénesis. 35-37] 5% 10%, y 15% ungüento de granada con extracto de vaina de metanol resultó en una cicatrización completa y más rápida de la herida. Las propiedades curativas de la herida pueden atribuirse a la presencia de taninos y polifenoles. [39]

La detección de quórum es la capacidad de las bacterias presentes en una biopelícula para comunicarse entre sí. La placa dental es una biopelícula. La detección de quórum juega un papel importante en la expresión génica para el desarrollo de la resistencia a los antibióticos, promoviendo el crecimiento de bacterias esenciales para el biofilm y desalentando el crecimiento de los competidores. 40] Interferir con las señales de detección de quórum podría ser una estrategia potencial para el control de enfermedades. [41]

CONCLUSIÓN

El fruto de la granada podría ser considerado porque tiene compuestos valiosos en diferentes partes de la fruta que muestran efectos funcionales y medicinales. Estos pueden actuar como antioxidantes, antitumorales o antihepatotóxicos, y mejorar la salud cardiovascular. Se ha visto que tienen propiedades antimicrobianas, antiinflamatorias, antivirales y antidiabéticas, y pueden mejorar la salud oral y cutánea. Ayudan a prevenir la enfermedad de alzheimer y a mejorar la calidad del esperma y la disfunción eréctil en pacientes varones. Sin embargo, se han completado pocos ensayos clínicos bien controlados y estos efectos no se han establecido sólidamente. Lansky y Newman, quienes indicaron que se requiere una investigación mucho más profunda en este campo de rápido crecimiento para evaluar el valor general y la seguridad de la granada como fruto intacto o de varios extractos derivados de los componentes de la granada.

CONFLICTO DE INTERESES: Ninguno Declarar

RECONOCIMIENTO: Ninguno Declarar

***El autor correspondiente Aiswarya Dileep:** Departamento de Periodoncia, Facultad de Odontología y Hospital de Rajarajeswari, Bangalore, India; correo electrónico: dileepaiswarya438@gmail.com

REFERENCIAS

1. Jurenka J. Aplicaciones Terapéuticas de la Granada (Punica granatum L.): A Review.Alternative Medicine Review2008; 13(2): 128-144.
2. Viuda Martos M, Fernandez Lopez J, Perez Alvarez J A. Pomegranate and its Many Functional Components as Related to Human Health: Una revisión. Comprehensive Reviews in Food Science and Food Safety 2010; 9: 635-654.
3. Ghalayani P, Zolfaghary B, Farhad AR, Tavangar A, Soleymani B. La eficacia del extracto de punica granatum en el tratamiento de la estomatitis apta recidivante. J Res Pharm Pract. 2013; 2:88-92.
4. Hekmatian E, Shadmehr E, Asghari G. Effecet of pomegranate peel extract lozenge on gag reflex in dental patients. Journal of Isfahan Dental School. 2011; 7: 229-35.
5. Vasconcelos LC, Sampaio MC, Sampaio FC, Higino JS. Uso de punica granatum como agente antimicótico contra la candidosis asociada a la estomatitis de la dentadura postiza. Micosis. 2003; 46:192-6.
6. Oliveira JR, Castro VC, das Gracas Figueiredo Vilela P, Camargo SE, Carvalho CA, Jorge AO, et al. citotoxicidad de extractos de plantas brasileñas contra microorganismos orales de interés para la odontología. BMC Complemento Altern Med. 2013; 13:208-210.
7. Vasconcelos LC, Sampaio FC, Sampaio MC, Pereira Mdo S, Higino JS, Peixoto MH. Concentración mínima inhibitoria de punica granatum Linn (granada) gel contra S.mutan, S. Mitis y C. albicans. Braz Dent J. 2006; 17:223-7.
8. Subramaniam P, Dwivedi S, Uma E, Girish Babu KL. Efecto del extracto de granada y aloe vera sobre el streptococcus mutans: Un estudio in vitro. Hipótesis de la abolladura. 2010; 3: 99-105.
9. Ishikawa I. Respuestas de los huéspedes en enfermedades periodontales: Una vista previa. Periodontol 2000. 2007; 43:9-13.
10. Arun N., Singh DP. Punica granatum: A review on pharmacological and therapeutic properties IJPSR.2012; 3:1240-5.
11. Gracious Ross R. Selvasubramanian S, Jayasundar S. Immunomodulatory activity of Punica granatumin rabbits- a preliminary study. J Etnofarmacol. 2001; 78: 85-7.

***El autor correspondiente Aiswarya Dileep:** Departamento de Periodoncia, Facultad de Odontología y Hospital de Rajarajeswari, Bangalore, India; correo electrónico: dileepaiswarya438@gmail.com

12. Koide M, Kinugawa S, Takahashi N, Udgawa N. Reabsorción ósea osterástica inducida por respuestas inmunitarias innatas. Periodontol 2000.2010; 54: 235-46.
13. Shukla M, Gupta K, Rasheed Z, Khan KA, Haqqi TM. Los componentes/metabolitos biodisponibles de la granada (Punica granatum L) inhiben preferentemente la actividad cox2 ex vivo y la producción de PGE 2 inducida por IL-Ibeta en condrocitos humanos in vitro. J Inflamm 2008; 5: 9-12.
14. Pereira JV, Pereira MDSV, Higino JS, Sampio FC, Alves PM, Araujo CRF. Estudios con el extracto de la Punica granatun Linn. (Granada): Efecto antimicrobiano "in vitro" y evaluación clínica de la pasta dentífrica sobre microorganismos del biofilm oral. Journal of Dental Science. 2005; 20:262-9.
15. Bhadbhade SJ. Acharya AB, Rodrigues SV, Thakur SL. La eficacia aniplaque del enjuague bucal de la granada. Quintessence Int. 2011; 4229-36 252.
16. Sastravaha G, Yontuengnit P., Booncong P., Sangtherapitikul P. Tratamiento periodontal complementario con Centella asiatica y extractos de Pumica granatum. Un estudio preliminar. J Int Acad Periodontol. 2003; 5: 106-15.
17. Sastravaaha G, Gassmann G, Sangtherapitikul P, Grimm WD. Tratamiento periodontal complementario con extractos de Centella asiática y Punica granatum en terapia periodontal de apoyo. J Int Acad Periodontol. 2005; 7:70-9
18. DiSilvestro RA, DiSilvestro DJ DiSilvestro DJ. Efectos del enjuague bucal con extracto de granada sobre las medidas de saliva relevantes para el riesgo de gingivitis. Phytother Res. 2009; 23:1123-7.
19. Nomura Y. Tamaki Y, Tanaka T, Arakawa H. Tsurumoto A, Kirimura K, et al. Screening of periodontitis with salivary enzyme tests. J Oral Sci. 2006; 48:177-83.
20. Narhi TO, Tenovuo J, Ainamo A, Vilja P. Factores antimicrobianos, ácido siálico y concentración de proteínas en toda la saliva de los ancianos. Scan J Den Res. 1994; 102:120-5.
21. Badria FA, Zidan OA. Productos naturales para la prevención de caries dental. J Med Food. 2004; 7: 381-4.

22. Pereira JV, Silva SC, Filho LS, Higino JS. Actividad antimicrobiana del extracto hidroalcohólico de Punica granatum Linn. sobre microorganismos formadores de placa. Periodoncia Rex. 2001:12:57-64.

***El autor correspondiente Aiswarya Dileep:** Departamento de Periodoncia, Facultad de Odontología y Hospital de Rajarajeswari, Bangalore, India; correo electrónico: dileepaiswarya438@gmail.com

23. Pereira JN, Pereira MSV, Sampo FC, Sampio MCC, Alves PM, Araujo CRF, et al. efecto anibacteriano in vitro y adherencia del extracto de Punica granatum Linn. Sobre microorganismos dentales de biopelícula. J. Braz. Farmacognética. 2006; 16: 88-93.
24. Menezes SM, Cordeiro LN, Viana GS. El extracto de Pumica granatum (granada) es activo contra la placa dental. J Herb Pharmacother. 2006; 6: 79-92.
25. Vahubi S. Najafi E, Alizadeh S. In vitro efectos antimicrobianos de algunas esencias herbales contra patógenos orales. J Med Plants Res.2011; 5:4870-4878.
26. Kote S, Kote S, Nagesh L. Efecto del zumo de granada sobre los microorganismos de la placa dental (estreptococos y lactobacilos) Anc Sci Life. 2011; 31:49-5.
27. Ahuja S, Dodwad V, Kukreja BI, Mehra P, Kukreja BJ, Mehra P, Kukreja P. Una evaluación comparativa de la eficacia de Punica granatum y clorhexidina en la placa y la gingivitis. J Int Clin Dent Res Organ. 2011; 3: 29-32.
28. Mazumdar M. Chatterjee A, Majumdar S, Chandrika M, Patki PS. Evaluación de la seguridad y eficacia de la pasta dental a base de hierbas para el control de la placa dental, el sangrado gingival y las enfermedades periodontales. J Homeop Ayur Med. 2013; 2: 124-127.
29. Dye BA, Kruszon-Moran D, McQuillan G. The relationship between periodontal disease attributes and Helicobacter pylori infection among adults in the United States. Am J Salud Pública. 2002; 92: 1809-15.
30. Umeda M, Kobayashi H, Takeuchi Y, Hayashi J. Morotome-Hayashi Y, Yano K et al. Alta prevalencia de Helicobacter pylori detectada por PCR en las cavidades orales de pacientes con periodontitis. J Periodontol. 2003; 74:129-34.
31. Gebara EC, Pannuti C, Faria CM, Chehter L, Mayer MP, Lima LA. Prevalencia de Helicobacter pylori detectada por la reacción en cadena de la polimerasa en la cavidad oral de pacientes con periodontitis. Oral Microbiol Immunol. 2004; 19:277-80.
32. Riggio MP, Lennon A. Identificación por PCR de Helicobacter pylori en la placa subgingival de pacientes adultos con periodontitis. J Med Microbiol. 1999: 48:317-22.
33. Hajimahmoodi M. Shams-Ardakani M, Saniee P, Siavoshi F, Mehrabani M, Hoseinzadeh H, et al. actividad antibacteriana in vitro de algunas plantas medicinales iraníes contra Helicobacter pylori. Nat Prod Res.2011; 25:1059-66.
34. Shertbini GiT. Shoukry NM. Efecto in vitro del extracto de piel de granada sobre Trichomonas tenax. Life Sci J. 2012; 9: 791-7.

***El autor correspondiente Aiswarya Dileep:** Departamento de Periodoncia, Facultad de Odontología y Hospital de Rajarajeswari, Bangalore, India; correo electrónico: dileepaiswarya438@gmail.com

35. Nema N, Arjariya S. Bairagi S, Jha M. Kharya MD. Actividad tópica in vivo de curación de heridas de extractos de cáscara de punica granatum en ratas. American Journal of Phytomedicine and Clinical Therapeutics. 2013; 1:195-200.
36. El cantante AJ, Clark RA. Curación de heridas cutáneas. N Eng J Med. 1999; 341:738-746.
37. Yan H, Peng KJ, Wang QL, Gu ZY. Lu YQ, Zhao J, et al. Efecto del gel polifenólico de la cáscara de granada en la cicatrización de heridas cutáneas en ratas diabéticas inducidas por aloxano. Chin Med J (Engl) 2013; 126: 1700-6.
38. Hayouni EA, Miled K. Boubaker S, Bellasfar Z, Abedrabba M, Iwaski H, et al. extracto hidroalcohólico a base de pomada de Punica granatum L. exfolia con potencial de curación in vivo mejorado en heridas dérmicas. Fitomedicina. 2011; 18: 976- 984.
39. Morgan C, Nigam Y. Naturally derived factors and their role in the promotion of angiogenesis for the healing of chronic wounds. Angiogénesis. 2013: 16:493-502.
40. Quirynen M, Teughels W, Haake SK, Newman MG. Microbiología de las enfermedades periodontales. In: Giannobile WV, editor. Periodoncia clínica de Carranza. 10th ed. Missouri: WB Saunders Company 2006;13-69.
41. Howell AB, D'Souza DH. La Granada: Efectos sobre las bacterias y virus que influyen en la salud humana. Evident Complemient Alternat Med 2013; 60: 621-623.

***El autor correspondiente Aiswarya Dileep:** Departamento de Periodoncia, Facultad de Odontología y Hospital de Rajarajeswari, Bangalore, India; correo electrónico: dileepaiswarya438@gmail.com

ANEXO

LISTA DE ABREVIATURAS

β-TCP	β- fosfato tricálcico
5-HT	5-hidroxitriptamina
ABL	Pérdida ósea alveolar
CORTICOTROPINA	Hormona adrenocorticotrófica
AEC	Esponja de colágeno absorbible
ActR-II	Receptor Activin tipo II
AIIMS	Instituto de Ciencias Médicas de toda la India
ALK-2	Receptor activo como la quinasa-2
ANUG	Gingivitis ulcerosa necrosante aguda
AOL	Arte de vivir
RA	Receptores de andrógenos
BAMBI	BMP e inhibidor de la membrana de activina
BDI	Inventario de Depresión de Beck
IMC	Índice de masa corporal
BMPs	Proteínas morfogénicas óseas
BDNF	Factor neurotrófico derivado del cerebro
DMO	Densidad mineral ósea
PORTUGUÉS BRASILEÑO	Presión arterial
CAM	Medicina Complementaria y Alternativa
MCCE	manejo del estrés cognitivo conductual
CD	Grupo de diferenciación

28

PMDC	Proteína Morfogénica Derivada del Cartílago
UFC	Unidad formadora de colonias
SNC	Sistema Nervioso Central
CRH	Hormona liberadora de

***El autor correspondiente Aiswarya Dileep:** Departamento de Periodoncia, Facultad de Odontología y Hospital de Rajarajeswari, Bangalore, India; correo electrónico: dileepaiswarya438@gmail.com

	corticotropina
CVD	Enfermedades Cardiovasculares
TAC	Tomografía computarizada
DBM	Matriz ósea desmineralizada
PAD	Presión arterial diastólica
DHEA-S	Sulfato de dehidroepiandrosterona
ADN	Ácido desoxirribonucleico
DXA	Absorciometría de rayos X de doble energía
ECG	Electrocardiografía
ECM	Matriz extracelular
TERAPIA ELECTROCONVULSIVA	Terapia electroconvulsiva
ELECTROENCEFALOGRAMA	Electroencefalograma
ELECTROCARDIOGRAMA	Electrocardiografía
DME	Derivados de matriz de esmalte
ELISA	Ensayo de inmunoabsorción enzimática
SALA DE EMERGENCIAS	Receptor de estrógeno
SISTEMA DE PLANIFICACIÓN DE RECURSOS EMPRESARIALES	Potencial relacionado con el evento
ES	Estrés del examen

***El autor correspondiente Aiswarya Dileep:** Departamento de Periodoncia, Facultad de Odontología y Hospital de Rajarajeswari, Bangalore, India; correo electrónico: dileepaiswarya438@gmail.com

PÁGINA DE CONTRAPORTADA BREVE RESEÑA

MEDICINA INTEGRADA Y PERIODONCIA

Lo más destacado del libro

- Un libro perfecto sobre la medicina integrada en periodoncia
- Ofrece una visión completa y el papel de la medicina integrada, es decir, Ingeniería Interna y Hierbas sobre Enfermedades asociadas con la Periodoncia.
- Describe en detalle la necesidad y la importancia de cada una de las hierbas.
- Amplias referencias de los recursos más actuales disponibles para la investigación adicional
- Secuencia sistemática de capítulos con "Resumen" y "Conclusión".
- Abarca todos los capítulos relacionados con el SPT, tanto a nivel de licenciatura como de posgrado, académicos y médicos generales.

SOBRE EL AUTOR

***El autor correspondiente Aiswarya Dileep:** Departamento de Periodoncia, Facultad de Odontología y Hospital de Rajarajeswari, Bangalore, India; correo electrónico: dileepaiswarya438@gmail.com

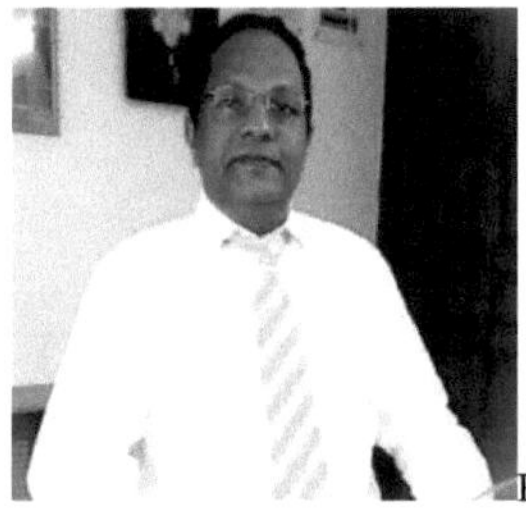

Profesor Dr. Krishna Kripal. B Sc, BDS, MDS, FAGE

Se ha graduado del College of Dental Surgery, Mangalore, India, en 1995 Completó su Maestría en periodonto logy de M. R. Ambedkar. Colegio Dental y hospital, Bengaluru, India, en 2001. Tiene varios publicaciones en revistas nacionales e internacionales indexadas y ha publicado también contribuido para un material herbario regenerativo óseo

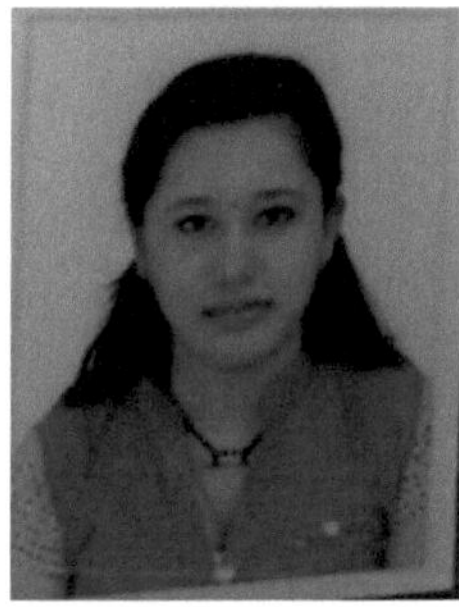

El Dr. Aiswarya Dileep se graduó de la Facultad de Ciencias Dentales de Davangere, Karnataka, India y tiene una maestría en la especialidad de Periodoncia e Implantología de la Facultad y Hospital Dental de Rajarajeswari, Bangalore, India. Ha presentado ponencias en diversos congresos nacionales e internacionales que han sido reconocidas y premiadas. Participa activamente en numerosos proyectos de investigación. Tiene muchas publicaciones en su haber en varias revistas indexadas nacionales e internacionales. Ella es una de las contribuyentes al desarrollo de un material herbario regenerativo óseo que está patentado y publicado en la Gaceta de la India.

***El autor correspondiente Aiswarya Dileep:** Departamento de Periodoncia, Facultad de Odontología y Hospital de Rajarajeswari, Bangalore, India; correo electrónico: dileepaiswarya438@gmail.com

***El autor correspondiente Aiswarya Dileep:** Departamento de Periodoncia, Facultad de Odontología y Hospital de Rajarajeswari, Bangalore, India; correo electrónico: dileepaiswarya438@gmail.com

***El autor correspondiente Aiswarya Dileep:** Departamento de Periodoncia, Facultad de Odontología y Hospital de Rajarajeswari, Bangalore, India; correo electrónico: dileepaiswarya438@gmail.com

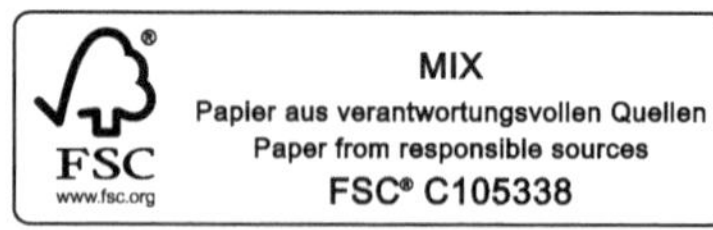

Printed by Books on Demand GmbH, Norderstedt / Germany